# 183

Anaesthesiologie und Intensivmedizin
Anaesthesiology
and Intensive Care Medicine

vormals „Anaesthesiologie und Wiederbelebung"
begründet von R. Frey, F. Kern und O. Mayrhofer

Herausgeber:
H. Bergmann · Linz (Schriftleiter)
J. B. Brückner · Berlin   M. Gemperle · Genève
W. F. Henschel · Bremen   O. Mayrhofer · Wien
K. Meßmer · Heidelberg   K. Peter · München

D. Paravicini

# Intraoperative Autotransfusion

Untersuchungen zur Effektivität
und Qualität der Aufarbeitung
gewaschener, autologer Erythrozyten

Mit einem Vorwort von P. Lawin

Mit 48 Abbildungen und 17 Tabellen

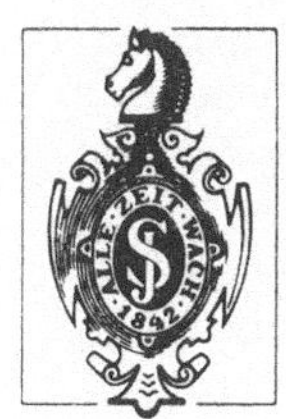

Springer-Verlag
Berlin Heidelberg New York Tokyo

Priv.-Doz. Dr. med. Dietrich Paravicini
Chefarzt der Anaesthesiologischen Klinik, Städtisches Krankenhaus
Reckenberger Straße 19–21, 4830 Gütersloh 1

ISBN-13: 978-3-540-15926-1   Springer-Verlag Berlin Heidelberg New York Tokyo

CIP-Kurztitelaufnahme der Deutschen Bibliothek
Paravicini, Dietrich: Intraoperative Autotransfusion: Unters. zur Effektivität u.
Qualität d. Aufarbeitung gewaschener, autologer Erythrozyten / D. Paravicini. –
Berlin; Heidelberg; New York; Tokyo: Springer, 1986.
(Anaesthesiologie und Intensivmedizin; 183)
ISBN-13: 978-3-540-15926-1     e-ISBN-13: 978-3-642-70799-5
DOI: 10.1007/978-3-642-70799-5
NE: GT

# Vorwort

„Der Tatsache, daß jede Transfusion fremden Blutes naturgemäß eine
‚Fehltransfusion' sein muß, wird im allgemeinen zu wenig Bedeutung
beigemessen". Dieser Satz eines namhaften deutschen Trasfusionsme-
diziners verlangt es, von uns ernst genommen zu werden, denn in der
Tat kann trotz Beachtung der ABO-Blutgruppen, der Rhesusgruppen
und eventueller Untergruppen das Blut eines Spenders mit dem des
Empfängers nahezu nie absolut identisch sein. Dies ist einer der Beweg-
gründe, die in der jüngeren Vergangenheit zu einer gewissen Renaissance
der intraoperativen Autotransfusion geführt haben. Darüber hinaus gilt
als sicher, daß durch Blutgaben übertragbare Infektionskrankheiten wie
Transfussionshepatitis, Zytomegalie- und Epstein-Barr-Virus-Erkran-
kungen sowie die derzeit viel diskutierte Erkrankung AIDS durch Aufarbeitung und Retransfusion des körpereigenen Blutes wenn nicht
gänzlich vermieden, so doch zumindest vermindert werden können.

Die präoperative Blutentnahme, evtl. in Verbindung mit Tiefkühlkonservierung von Frischplasma und/oder Erythrozyten, die isovolämische Hämodilution, aber auch ergänzende Verfahren, wie z. B. künst-
liche Hypotension sind geeignet, den intraoperativen Fremdblutbedarf
zu reduzieren. Solange der Einsatz künstlicher sauerstofftransportierender Lösungen noch den Forschern und nicht den Klinikern vorbehal-
ten bleibt, kann die intraoperative Autotransfusion als ein sinnvolles
alternatives oder ergänzendes Verfahren der Fremdbluteinsparung angesehen werden.

1818 erstmals mit einfachen Verfahren angewandt, blickt die intraoperative Autotransfusion auf eine lange, aber auch bewegte Geschich-
te zurück. Nach Gründung der ersten Blutbank der Welt an der Mayo-
Klinik in Rochester (USA) im Jahre 1935 schien das Ende der intraoperativen Autotransfusion endgültig besiegelt. Aus Bauteilen einer
Herz-Lungen-Maschine entwickelte Klebanoff im Jahre 1968 das erste
maschinelle Autotransfusionsgerät, das später von der Firma Bentley
in den USA gebaut und vertrieben wurde. Wiederum von der Mayo-Klinik in Rochester gingen wesentliche Impulse aus, als Wilson und Taswell erstmals ein intraoperatives Autotransfusionsverfahren einsetzten,
bei dem Erythrozyten separiert und in physiologischer Kochsalzlösung
gewaschen wurden. Diese Idee wurde schnell von Gilcher und Orr aufgegriffen, indem sie ein Bentley-Autotransfusionsgerät mit einer Hae-
monetics-Waschzentrifuge kombinierten. Hieraus entstanden in den

Folgejahren Autotransfusionsgeräte namens Haemonetics Cell Saver, die inzwischen bereits in der 4. Generation vorhanden sind.

Wenn auch ersichtlich ist, daß durch den Waschvorgang in diesen Autotransfusionsgeräten unerwünschte Bestandteile aus dem Patientenblut eliminiert werden könnten, so waren doch zahlreiche Fragen sowohl zur Qualität der autologen Erythrozyten als auch des Lösungsmediums, in dem sie dem Patienten retrasfundiert werden, bislang offen. Herr Paravicini ist in tierexperimentellen und klinischen Untersuchungen diesen Fragen nachgegangen. In dem vorliegenden Buch gibt er dem interessierten Leser nicht nur eine Zusammenfassung der aktuellen Forschungsergebnisse auf dem Gebiet der intraoperativen Autotransfusion, sondern darüber hinaus zahlreiche Anregungen und Impulse für Weiterentwicklungen, die zu Fortschritten auf diesem Grenzgebiet zwischen Anästhesisten, Operateuren und Transfusionsmedizinern beitragen könnten.

Münster, im Dezember 1985                                            P. Lawin

# Danksagung

Herrn Prof. Dr. med. Dr. med. h. c. P. Lawin, dem Direktor der Klinik
für Anästhesiologie und operative Intensivmedizin und meinem lang-
jährigen klinischen und akademischen Lehrer, danke ich von Herzen
für die vielfältigen Ratschläge und für die in jeder Hinsicht großzügige
Unterstützung bei der Organisation und Durchführung der Untersuchungen.

Sehr herzlich danke ich auch Herrn Prof. Dr. med. H.-H. Matthiaß,
dem Direktor der Orthopädischen Klinik, für die fachlichen Anregungen, die mir während der Arbeit eine wertvolle Hilfe waren. Ihm und
allen seinen operativ tätigen Mitarbeitern danke ich für die enge, kollegiale Kooperation und für das Verständnis bei der Durchführung der
intraoperativen Autotransfusion.

Für die kollegiale, harmonische und fachlich fundierte Zusammenarbeit und kompetente Beratung danke ich Herrn Prof. Dr. Buddecke
und Frau Daut vom Physiologisch-Chemischen Institut (2,3DPG-Mes-
sung), Herrn Prof. Dr. Themann, Herrn Dr. Rassat und Herrn Horst-
mann vom Lehrstuhl für medizinische Cytobiologie (rasterelektronenoptische Untersuchungen der Erythrozyten), Herrn Prof. Dr. Ritzer-
feld und Frau Röwekamp vom Hygiene-Institut (Bestimmung der
Keimzahlen), Herrn Priv.-Doz. Dr. Schmitz-Huebner und Frau Kötter
von der Medizinischen Klinik, Abteilung A (Heparin-Assays) und
schließlich Herrn Priv.-Doz. Dr. Fischer und Herrn Dr. Wasylewski von
der Nuklearmedizinischen Abteilung der Medizinischen Klinik, Abteilung B (radioaktive Markierung der Erythrozyten).

Mein Danke gilt ferner Herrn cand. med. H.-U. Spiegel von der Arbeitsgruppe Mikrozirkulation (Prof. Dr. K. Schönleben und Priv. Doz.
Dr. Hauss) der Chirurgischen Klinik (Bestimmung der Gewebe-$pO_2$-Hi-
stogramme) und Herrn Dr. Hein von der Mikrobiologischen Forschungs-
abteilung der Fa. Byk Gulden, Konstanz (Bestimmung der Neomycin-
und Bacitracintiter).

Den vielen, namentlich nicht erwähnten medizinisch-technischen
Assistentinnen, die in den klinischen Labors neben der Routinearbeit
unzählige Laborwerte erhoben haben, sei an dieser Stelle gedankt.

Frau Lütkenhaus vom Fotolabor gilt mein Dank für die Zeichnung
und Herstellung der Abbildungen und Tabellen.

Herrn Dr. Graf-Baumann und seinen Mitarbeitern vom Springer-Verlag, Heidelberg, danke ich für die gute Zusammenarbeit bei der Ausgestaltung dieses Buches.

# Inhaltsverzeichnis

# Abkürzungen

| | |
|---|---|
| ACD | Acid citric dextrose |
| ALT | Alanin-Aminotransferase |
| ARDS | Adult respiratory distress syndrome, akutes Lungenversagen |
| ATS | Autotransfusionssystem |
| C.I. | Cardiac index |
| C.O. | Cardiac output |
| CPD | Citrate phosphate dextrose |
| DIC | Disseminated intravascular coagulation |
| 2,3-DPG | 2,3-Diphosphoglycerat |
| FFP | „fresh frozen plasma" |
| Hb | Hämoglobin |
| Hk | Hämatokrit |
| IAT | Intraoperative Autotransfusion |
| IHD | Isovolämische Hämodilution |
| KBE | Kolonien bildende Einheiten |
| LDH | Laktatdehydrogenase |
| MHK | Mittlere Hemmkonzentration |
| ODK | Sauerstoffdissoziationskurve |
| $P_{50}$ | Halbsättigungsdruck für Sauerstoff (alte Bezeichnung) |
| PAP | „pulmonary artery pressure" |
| $P_{art}$ | arterial pressure |
| PCWP | „pulmonary capillary wedge pressure," Pulmonalkapillarverschlußdruck |
| $pO_{2(0,5)}$ | Halbsättigungsdruck für Sauerstoff (neue Bezeichnung) |
| PTH | Posttransfusionshepatitis |
| SGOT | Serum-Glutamat-Oxalacetat-Transaminase |
| SGPT | Serum-Glutamat-Pyruvat-Transaminase |
| TEP | Totalendoprothese (der Hüfte) |

# 1 Einleitung

Eine massive Blutung bedeutet für den Patienten höchste, vitale Bedrohung, sie stellt auch an den therapierenden Arzt hohe Anforderungen. Dabei kommt der homologen Bluttransfusion sowohl bei notfallmäßigen als auch bei elektiven Eingriffen größte Bedeutung zu.

In den letzten Jahren gewinnt aber auch ein altes Verfahren, die Autotransfusion, wieder zunehmend an Interesse [16, 32, 42, 71, 72, 88, 119, 218, 248, 282].

Autotransfusion bedeutet Retransfusion von körpereigenem Blut bzw. Blutbestandteilen, wobei das Material auf unterschiedliche Weise gewonnen werden kann.

In der vorliegenden Arbeit wurde die intraoperative Autotransfusion hinsichtlich ihrer klinischen Anwendbarkeit untersucht.

Während großer orthopädischer Operationen wurden die klinischen Untersuchungen durchgeführt, die den Patienten ohne Beeinträchtigung zugemutet werden konnten. Die Untersuchungen, die dem Patienten hätten Schaden zufügen können (z. B. Belastung mit radioaktivem Material, invasive Gewebe-$pO_2$-Messung auf Leber oder Skelettmuskel), wurden im Tierexperiment durchgeführt.

# 2 Konkurrierende Verfahren zur intraoperativen Autotransfusion

## 2.1 Fremdbluttransfusion

Seit Jahrzehnten hat sich die homologe Bluttransfusion in der konservativen wie in der operativen Medizin bewährt. Seit Einrichtung der ersten Blutbank der Welt in der Mayo-Klinik in Rochester (USA) im Jahre 1935 [162] hat sich die organisierte Verfügbarkeit von Blutkonserven der verschiedenen Blutgruppen für eine unübersehbare Zahl von Patienten segensreich ausgewirkt.

In den letzten Jahren wird an Stelle der Vollbluttransfusion in zunehmendem Maße die „Hämotherapie nach Maß" empfohlen [18], d. h. Therapie mit den Blutbestandteilen, die der Patient in der jeweiligen Situation benötigt. Bei Erythrozytenmangel wird also zunächst Erythrozytenkonzentrat verabreicht, evtl. in Verbindung mit einem Plasmaersatzstoff, mit Plasma oder gerinnungsaktivem Material.

Gegenüber der Vollblutkonserve zeichnet sich Buffy-coat-freies Erythrozytenkonzentrat durch geringere Volumenbelastung [13, 151] und durch eine geringere HLA-Sensibilisierung aus [13, 173, 185]. Ob auch das Hepatitisrisiko durch Erythrozytenkonzentrate gegenüber der Vollblutgabe vermindert werden kann, ist bis heute nicht sicher zu beantworten [13].

Trotz dieser eindeutigen Vorteile der gezielten Hämotherapie hat auch die Vollblutkonserve heute noch ihren festen Platz, besonders als sog. Warm- und Frischblut zur gleichzeitigen Transfusion von Erythrozyten, Leukozyten, funktionsfähigen Thrombozyten sowie gerinnungsaktivem Frischplasma. Darüber hinaus wird beim Erythrozytenkonzentrat der niedrige Plasmaanteil als nachteilig diskutiert, da somit auch der Anteil an Opsoninen niedrig ist, die als Proteine die Phagozytose von Bakterien durch Leukozyten und Phagozyten ermöglichen und damit der Infektabwehr dienen [15]. Zur Verbesserung der Fließeigenschaften von Erythrozytenkonzentraten wird die Verdünnung mit NaCl 0,9% befürwortet [35]. Wegen Hämolysebildung sollten Ringer-Laktatlösung oder Humanalbumin- bzw. Plasmaproteinlösung mit einem Na-Anteil von weniger als 30 mmol/l nicht verwendet werden [86]. Ein kürzlich eingeführtes Einwegsystem ermöglicht die problemlose und sichere Auffüllung mit 100 ml NaCl 0,9% [73].

Verschiedene Techniken wurden eingeführt, um Erythrozyten über einen längeren Zeitraum in tiefgekühltem Zustand einlagern zu können, von denen sich besonders die „low glycerol rapid freezing technique" bewährt hat [237]. Im Rahmen der homologen Bluttransfusion bietet sich dieses Verfahren besonders bei seltenen Blutgruppen an.

Gegenüber der herkömmlichen Fremdbluttransfusion spielt die Transfusion von Leichenblut eine gänzlich untergeordnete Rolle. Sie wird derzeit nur in der UdSSR praktiziert und macht auch dort weniger als 0,1% des gesamten ACD-Blutanteils aus [33]. Der Zusatz eines Stabilisators ist nicht erforderlich, bei Entnahme binnen 6h post mortem können 2–3 l pro Patient gewonnen werden.

Die Gabe von Fremdblut setzt eine mit akribischer Genauigkeit durchgeführte Blutgruppenbestimmung sowie Überprüfung der Kreuzreaktion zwischen Spender und Empfänger zwingend voraus [285]. Trotzdem bleibt jede Fremdbluttransfusion bis zu einem gewissen Maße eine „Fehltransfusion", da das Material des Spenders mit dem des Empfängers mit an Sicherheit grenzender Wahrscheinlichkeit nicht identisch ist [275].

Die Risiken der homologen Bluttransfusion sind aus zahlreichen Untersuchungen bekannt [5, 34, 192, 199, 236, 278].

Bei 3–5 Millionen Blutübertragungen, die jährlich in der Bundesrepublik Deutschland durchgeführt werden, beträgt der Anteil der Transfusionsreaktionen ausschließlich der sog. Posttransfusionshepatitis ca. 1–3%. Mit einem hämolytischem Transfusionszwischenfall, der auf eine direkte Antigen-Antikörper-Reaktion zurückzuführen ist, muß bei einer von 5000 Transfusionen gerechnet werden. Febrile Transfusionsreaktionen als Immunreaktion gegen Leuko- oder Thrombozytenantigene oder Eiweißantigene müssen mit ein bis zwei Prozent einkalkuliert werden [236]. Anaphylaktische Reaktionen sind möglich bei Eiweißunverträglichkeit (z. B. bei IgA-Mangel des Empfängers und gleichzeitig vorhandenen IgA-AK) oder bei Antigenübertragung mit der Blutkonserve (z. B. Nahrungsmittelantigene, Pollen usw.).

Einen breiten Raum nimmt in der Literatur die teilweise kontrovers geführte Diskussion über die Übertragung von Infektionskrankheiten durch eine homologe Bluttransfusion ein. Neben bakteriellen Infektionen mit Treponema pallidum, Plasmodien oder Toxoplasma gondii [281] kommen Virusinfektionen mit Zytomegalievirus, Epstein-Barr-Virus und insbesondere Hepatitisvirus in Betracht. Welche Bedeutung der Übertragung eines AIDS (aquired immunodeficiency syndrome) durch eine homologe Bluttransfusion zukommt, ist heute noch nicht abzusehen [184].

Die sog. Posttransfusionshepatitis (PTH) gilt als häufigste Komplikation der homologen Bluttransfusion überhaupt, wenn auch die Angaben in der Literatur bezüglich der Häufigkeit des Auftretens stark schwanken. Nach Angaben der Ende der 60er Jahre in den USA durchgeführten „National Transfusion Hepatitis Study" muß mit einer durchschnittlichen PTH-Rate von 2,8% gerechnet werden [95], wobei 2 Faktoren die PTH-Rate wesentlich beeinflussen: die Anzahl der verabreichten Konserven und v. a. die Herkunft des Blutes; bei freiwilligen, unbezahlten Spendern betrug die PTH-Rate 1,5%, bei bekannten, bezahlten Spendern 3,3% und bei nicht bekannten, bezahlten Spendern sogar 5,3%. In ähnlicher Höhe wurde die PTH-Rate bei bezahlten Spendern auch von anderen Autoren angegeben [1, 7, 43, 170, 210], wobei allerdings zwischen Hepatitis-B und Non-A-non-B differenziert werden muß.

Während die Hepatitis-B heute durch die HBsAg-Bestimmung einwandfrei diagnostiziert werden kann, kann der Nachweis einer Non-A-non-B Hepatitis nur durch Bestimmung der leberspezifischen Enzyme SGPT oder ALT (Alanin-Aminotransferase) erfolgen, zumal diese Erkrankung in der Mehrzahl der Fälle klinisch inapparent, d. h. ohne Auftreten eines Ikterus, verläuft [2]. Auffällig ist, daß gegenwärtig in den USA der Anteil der Non-A-non-B Hepatitis an der gesamten PTH-Rate 85–95% ausmacht [7], in Europa aber nur ca. 23% [193].

Mit ausreichender Sicherheit kann unterstellt werden, daß die Wahrscheinlichkeit einer PTH mit der Zahl der verabreichten homologen Bluteinheiten eng korreliert [7, 53, 94], wenn auch Aach et. al. [2] diese Korrelation bei ihren Patienten nicht gesehen haben. Auch durch Tiefkühlkonservierung homologer Erythrozyten kann das Hepatitisrisiko offensichtlich nicht gesenkt werden [8, 237].

Besondere Probleme ergeben sich aus der Massivtransfusion von Blut, d. h. der Gabe mehrerer Konserven in einem kurzen Zeitraum. Gerinnungsdefekte, Störungen des Säure-Basen-Haushalts, Hyper- oder Hypokaliämie, Hypocalzämie und Zitratintoxikation können die Fol-

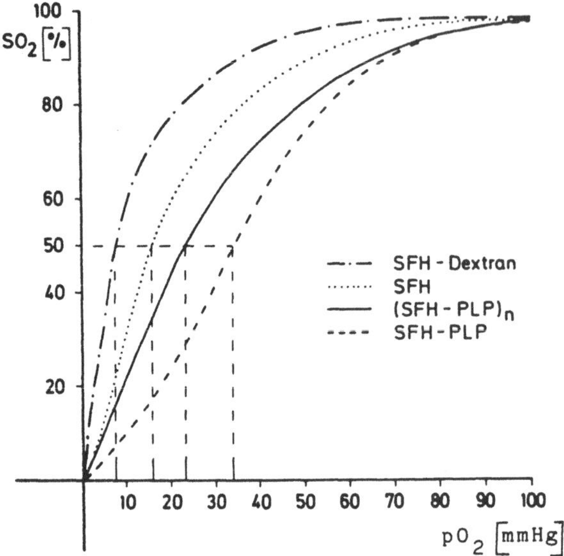



**Abb. 1.** $O_2$-Bindungskurve für dextrangebundenes Hb (*SFH-Dextran*), nicht verändertes Hb (*SFH*), pyridoxaliertes HB (*SFH-PLP*)$_n$. Aus [121]

ge sein [68, 76, 183]. Trotzdem sehen Kahn et. al [125] keine Indikation zur intermittierenden Kalziumgabe. Um die pulmonalen Auswirkungen einer Massivtransfusion zu mindern („Transfusionslunge" mit anschließendem ARDS), wurden Mikrotransfusionsfilter zur Anwendung empfohlen [19, 20, 49, 69, 146] (Lundsgaard-Hansen 1980, persönliche Mitteilung).

Die Fremdbluttransfusion stellt nach dem heutigen Stand der Transfusionsmedizin eine häufig dringliche, oft sogar lebensrettende ärztliche Maßnahme bei bedrohlicher Blutung dar. In Kenntnis der o. g. Risiken muß die Indikation zur Blutübertragung streng gestellt und der forensische Hintergrund dieser ärztlichen Handlung bedacht werden [5, 199, 236, 280].

## 2.2 Künstliche, sauerstofftransportierende Lösungen

In Anbetracht der Risiken der Fremdbluttransfusion und der zeitlichen Verzögerung bis zur Bereitstellung von Konservenblut, gerade bei Notfällen, erscheint die Suche nach künstlichen, sauerstofftransportierenden Lösungen als sehr sinnvoll. In der Erprobung stehen z. Z. 2 verschiedene Substanzen, die stromafreien Hämoglobinlösungen und die Lösungen auf Fluorokarbonebasis.

### 2.2.1 Stromafreie Hämoglobinlösungen

Bei der Herstellung sauerstofftransportierender Hämoglobinlösungen spielte die Beseitigung des Stromas (insbesondere Erythrozytenmembranen) eine entscheidende Rolle, um schwere Nierenfunktionsstörungen zu vermeiden [121]. Die von De Venuto [271] entwickelte stromafreie Hämoglobinlösung zeichnete sich zunächst durch 2 Nebenwirkungen aus, die inzwischen beseitigt werden konnten: Die extrem hohe Sauerstoffaffinität der Hb-Lösung (pO$_2$ ⟨0,5⟩ un-

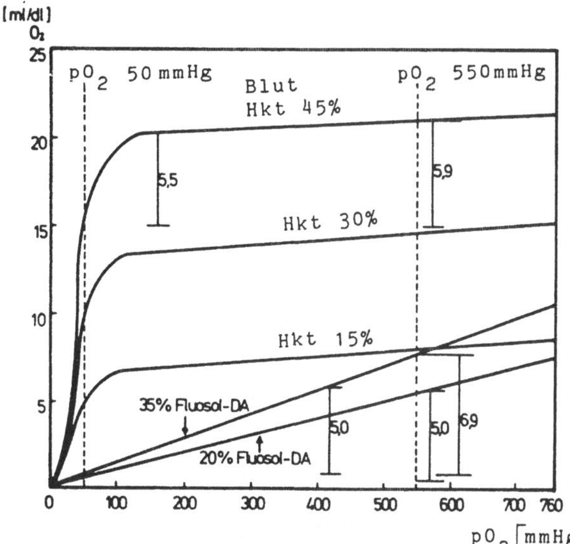



**Abb. 2.** $O_2$-Bindungskurve von Fluosol im Vergleich zu normalem und verdünntem Blut. Aus [14]

ter Standardbedingungen zwischen 8 und 16 mm Hg) konnte durch Pyridoxalation des Hämoglobinmoleküls normalisiert werden (Abb. 1) [121, 122].

Der Einsatz der stromafreien Hämoglobinlösung schien durch die kurze Halbwertszeit von 100−140 min für die Klinik kaum realisierbar. Durch Polymerisation (crosslinking) der Hämoglobinmoleküle gelang es, die Halbwertszeit auf Stunden zu verlängern [122], so daß nun nach entsprechender Erprobung möglicherweise schon in naher Zukunft mit dem klinischen Einsatz von stromafreien Hämoglobinlösungen zu rechnen ist.

### 2.2.2 Fluorokarbone

Aus der Vielzahl der verfügbaren Fluorokarbone scheint Fluosol-DA 20% als sauerstofftransportierender Volumenersatz besonders geeignet zu sein [14]. Probleme ergaben sich bei den derzeit verfügbaren Substanzen hinsichtlich der massiven Speicherung im RES von Leber und Milz [186], sowie den gegenüber Hämoglobin stark divergierenden Transporteigenschaften für Sauerstoff (Abb. 2).

Um eine ausreichende Oxygenisierung des Organismus zu erreichen, ist Beatmung mit einer $F_iO_2$ von 0,8−1,0 erforderlich [14, 109, 201].

## 2.3 Nichtintraoperative Autotransfusionsverfahren

### 2.3.1 Präoperative Entnahme von Eigenblut

Erstmals wurde eine Eigenblutentnahme für einen elektiven Eingriff im Jahre 1921 von Grant [97] vorgenommen. Dieses Vorgehen ermöglichte ihm die operative Entfernung eines

**Tabelle 1.** Leap-frog-Technik zur Entnahme und partiellen Retransfusion von Eigenblut [153]

| Tag | Entnahme von Konserve Nr. | Reinfusion von Konserve Nr. | Entnahme von Konserve Nr. |
|---|---|---|---|
| 1 | 1 | | |
| 8 | 2 | 1 | 3 |
| 15 | 4 | 2 | 5 |
| 22 | 6 | 3 | 7 |
| 29 | 8 | 4 | 9 |

Kleinhirntumors bei einem Patienten, für den wegen seiner seltenen Blutgruppe kein Spender gefunden werden konnte, und der außerdem einen Spender nicht hätte bezahlen können.

Zahlreiche Arbeiten berichten über gute Erfahrungen mit der präoperativen Blutentnahme für elektive Eingriffe, besonders aus dem herzgefäßchirurgischen Bereich [52, 158, 242, 268] sowie aus der Orthopädie [46, 166, 213, 274]. Eine gleichzeitige perorale Eisensubstitution wird von der Mehrzahl der Autoren befürwortet [39, 81, 108, 200, 288].

*Leap-frog-Verfahren.* Durch das sog. Leap-frog-Verfahren (Bocksprungverfahren) kann die Effektivität der präoperativen Blutentnahme zum Zwecke der Autrotransfusion gesteigert werden. Für thoraxchirurgische Eingriffe beschreiben Ascari et al. [12] erstmals dieses Verfahren, bei dem nach einem festen Schema, Wochen vor dem bereits im voraus festgelegten Operationstermin, mit der Blutentnahme und der partiellen Retransfusion dieses Blutes begonnen wird in der Vorstellung, zum Zeitpunkt der angesetzten Operation ausreichend frische autologe Blutkonserven zur Verfügung zu haben. Bei Hämoglobinwerten über 11 g/dl und Hämatokritwerten über 34% wendet Kruskall das in Tabelle 1 aufgezeigte Schema der Blutentnahme und partiellen Retransfusion an, bei dem zum Operationstermin planmäßig 5 autologe Blutkonserven zur Verfügung stehen [153].

Am Operationstag (frühestens dem 32. Tag nach der 1. Blutentnahme) stehen 5 autologe Blutkonserven zur Verfügung (Konserve Nr. 5–9), von denen keine älter als 2 Wochen ist. Unter gleichzeitiger peroraler Eisentherapie kommt der Patient mit maximal stimuliertem Knochenmark zur Operation [32], so daß evtl. intraoperativ auftretende zusätzliche Blutverluste vom Patienten in der Regel gut kompensiert werden können.

Eine Kombination dieser Technik mit einfachen Plasmaphereseverfahren ermöglichte es Lubin et al. [158], neben 2–4 frischen Blutkonserven zusätzlich 6 Einheiten autologen, tiefgefrorenen Frischplasmas zu gewinnen. Obwohl einige Autoren über eine gute Akzeptanz dieses Verfahrens bei ihren Patienten berichten [48, 175, 220], muß doch davon ausgegangen werden, daß die autologen Blutentnahmen für die Patienten eine zusätzliche körperliche und psychische Beeinträchtigung bedeuten [32]. Deswegen verlangten Fleming et al. [83] vor der Eigenblutentnahme eine ausführliche Aufklärung des Patienten, seine schriftliche Einverständniserklärung und das Ausfüllen eines postoperativen Fragebogens.

Es darf außerdem nicht vergessen werden, daß die präoperative Blutentnahme mit Aufbewahrung bis zum geplanten Operationstermin ein hohes Maß an Organisation und Disziplin sowie enge Kooperation zwischen Blutbank, Operateuren und Anästhesisten erfordert, um den geplanten Operationstermin exakt einzuhalten. Darüber hinaus erfordert der hohe organisatorische, zeitliche und apparative Aufwand die Verfügbarkeit einer funktionsfähigen Abteilung für Transfusionsmedizin.

*Tiefkühlkonservierung.* Dies gilt in noch höherem Maße, wenn geplant ist, über einen längeren Zeitraum (Wochen, Monate oder gar Jahre) autologe Erythrozyten, evtl. in Verbindung mit autologem Frischplasma, einzulagern. Besonders bewährt hat sich die von Krijnen et al. [152] und Seidel et al. [239] beschriebene „low glycerol rapid freezing technique", die im Rahmen der präoperativen Bereitstellung von Eigenblut von zahlreichen Autoren angewandt wird [28, 159, 235]. Nach dem Auftauvorgang muß vor der Retransfusion das zur Stabilisierung zugesetzte Glyzerin ausgewaschen werden, wofür sich einfache Waschzentrifugen bewährt haben [230].

### 2.3.2 Isovolämische Hämodilution

Von der Münchner Arbeitsgruppe um Messmer wurde anfangs der 70er Jahre ein neues Verfahren zur Verbesserung der Mikrozirkulation und zur Einsparung von homologen Bluttransfusionen propagiert. Unter akuter, präoperativer, isovolämischer Hämodilution verstehen wir heute die Entnahme von 2–3 Bluteinheiten bei gleichzeitiger Infusion von kolloidalen (Plasmaersatzstoffe auf Gelatine-, Dextran- oder Hydroxyäthylstärkebasis) oder kristalloidalen (Ringer-Laktat) Lösungen unter Konstanthaltung der Füllungsdrücke des rechten (CVP) und des linken Herzens (PCWP).

Die Arbeitsgruppe um Messmer [179, 180, 252] konnte schon vor Jahren unter isovolämischer Hämodilution eine Verbesserung der Mikrozirkulation aufgrund der verringerten Blutviskosität und des daraus resultierenden Anstiegs des Herzzeitvolumens nachweisen (Abb. 3), wofür Sauerstoffgewebehistogramme ein sicherer Parameter sind.

In der klinischen Anwendung wurden diese Beobachtungen von anderen Autoren bestätigt [77, 270]. Aufgrund der verbesserten Mikrozirkulation unter isovolämischer Hämodilution wurde ein geringeres Thromboembolierisiko [17] sowie geringere Mikroembolisierungen der Lunge bei ungestörten Ventilations-Perfusions-Verhältnissen beobachtet [134, 224, 225].

Neben positiven Erfahrungen mit der isovolämischen Hämodilution [58, 149, 177, 178, 214, 253] wurde nach einer exakten In-vitro-Berechnung der Wert dieses Verfahrens in Frage gestellt, da der maximale Gewinn nur 128 ml Erythrozytenvolumen betrage [101]. Dem wurde jedoch entgegnet, daß der Wert theoretischer Berechnungen hinter klinischen Beobachtungen und Erfahrungen zurückstehe [147, 148].

Lundsgaard-Hansen [160] bestreitet den von der Arbeitsgruppe Messmer gefundenen optimalen Sauerstofftransport bei Hämatokritwerten von ca. 30% und meint, ein optimaler Sauerstofftransport sei nur bei Hämatokritwerten zwischen 40 und 45% gegeben. Er behauptet, die von der Arbeitsgruppe Messmer gefundene Beziehung zwischen Hämatokrit und Sauerstofftransport (Abb. 3) gelte nur für die Bedingungen einer Hypervolämie.

Während üblicherweise die Blutentnahme in herkömmliche Blutbehälter mit ACD-oder CPD-Stabilisator erfolgen kann, wird für die Hämodilution vor extrakorporalem Bypass in der offenen Herzchirurgie die Antikoagulation mit Heparin empfohlen, da dieses Vorgehen nach Reinfusion der autologen Bluteinheiten zur signifikanten Verbesserung der PTT (partielle Thromboplastinzeit) und der Thrombozytenzahlen führt [126, 198].

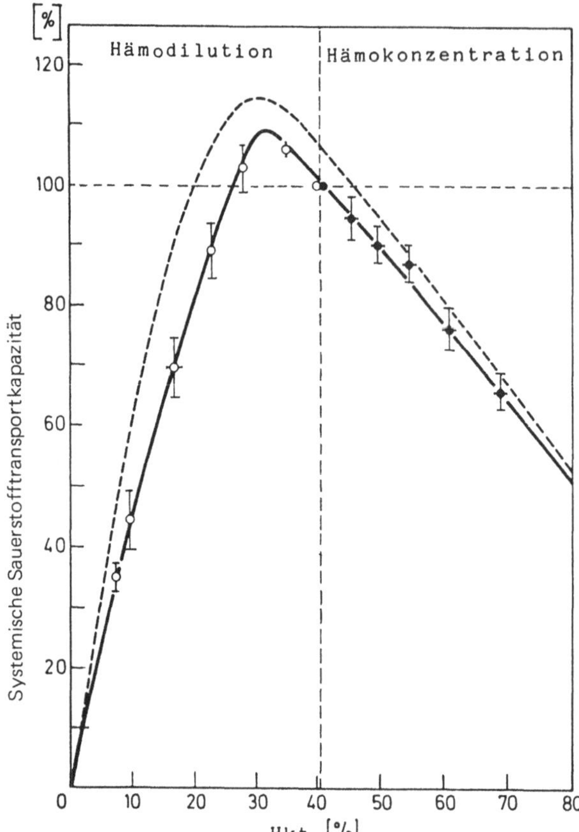

**Abb. 3.** Veränderungen des aktuellen $O_2$-Transports (HZV · CaO$_2$) unter akuter, isovolämischer Hämodilution (linke Bildhälfte) und Hämokonzentration (rechte Bildhälfte). Aus [253]

Demgegenüber kann in der aufwendigen Prozedur einer isovolämischen Hämodilution unter Einsatz eines Haemonetics Blutzellprozessors (H-30)[1], wie dies von Lichtiger et al. [155] beschrieben wurde, absolut kein Vorteil gesehen werden.

## 2.4 Kontrollierte Hypotension

Ein alternatives oder ergänzendes Verfahren zur Einsparung von Fremdblut bei großen Operationen ist die kontrollierte Hypotension. Mehrere Autoren beschreiben einen geringeren Blutverlust bei Implantationen einer Hüftgelenkprothese, wenn diese in Regionalanästhesie (z. B. Periduralanästhesie) durchgeführt wird [129]. Ist ein solches Vorgehen nicht möglich, bietet sich die kontrollierte Hypotension mit Halothan, Enflurane, Nitroglyzerin oder Natriumnitroprussid an [50, 124, 216]. Jedoch ergeben sich auch bei diesem Vorgehen einige

---

1 Hersteller: Haemonetics Corp., Braintree Mass. 02184 (USA). Vertrieb für Deutschland: Haemonetics GmbH, Kreuzhofstraße 10, D-8000 München 71

Kontraindikationen, so z. B. bei Patienten mit kardialem Risiko, insbesondere in höherem Lebensalter [129]. Bei Skolioseoperationen mit dem Harrington-Instrumentarium [57] raten Hardy et al. [99] ausdrücklich von der kontrollierten Hypotension ab, da diese eine irreversible „spinal cord ischemia" verursachen könne. Hingegen halten Mandel et al. [165] eine moderate Hypotension auch bei diesen Eingriffen für durchaus vertretbar.

# 3 Historischer Überblick über die intraoperative Autotransfusion

## 3.1 Autotransfusion mit einfachen Hilfsmitteln

Die Ursprünge der intraoperativen Autotransfusion (IAT) reichen zurück in das Jahr 1818, als Blundell [26] bei schwerer postpartaler Blutung das vaginale Blut auffing und retransfundierte. Bei 10 Frauen betrug die Mortalität 50%. Neben der Tierbluttransfusion (Abb. 4–6) oder der direkten homologen Bluttransfusion (Abb. 7) war dies die einzige Möglichkeit der Verabreichung von Blut. Auch Highmore [107] setzte bei schwerer postpartaler Hämorrhagie das einfache Verfahren der Eigenblutretransfusion ein, nachdem er unmittelbar zuvor den Tod einer Frau mit derselben Diagnose miterleben mußte.

Im Jahre 1886 entnahm Duncan [66] das Blut eines amputierten Beines und gab es dem Verletzten über die Femoralvene zurück.

In Deutschland wurde die erste intraoperative Autotransfusion von Thies [258] in Leipzig durchgeführt. Bei 3 Patientinnen mit Extrauteringravidität entnahm er das Blut aus dem Abdomen mit einer Schöpfkelle, gab es in ein Litermaß, filtrierte es über zweifach gelegten dichten Tupfermull und gab es, im Verhältnis 3:2 mit physiologischer Kochsalzlösung verdünnt, der Patientin zurück. In einem Fall erfolgte die Retransfusion subkutan in den Oberschenkel, in den anderen Fällen in die V. cubitalis bzw. eine Netzvene. Das durchschnittliche retransfundierte Blutvolumen betrug 1,5 l. Alle Patientinnen haben die Maßnahme gut

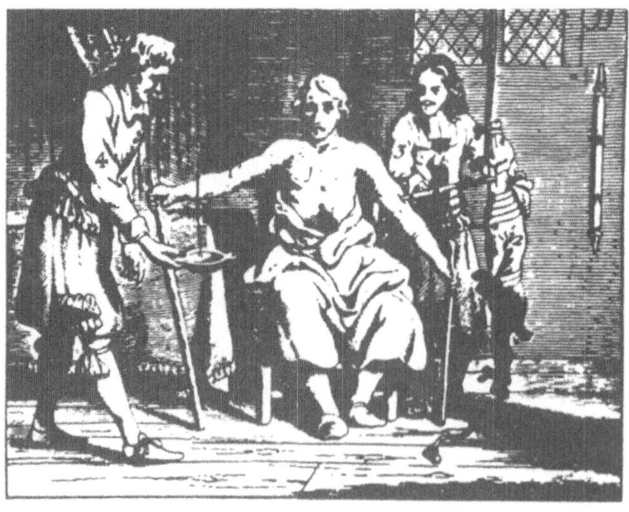

**Abb. 4.** Bluttransfusion vom Schaf zum Menschen (DENYS 1667)

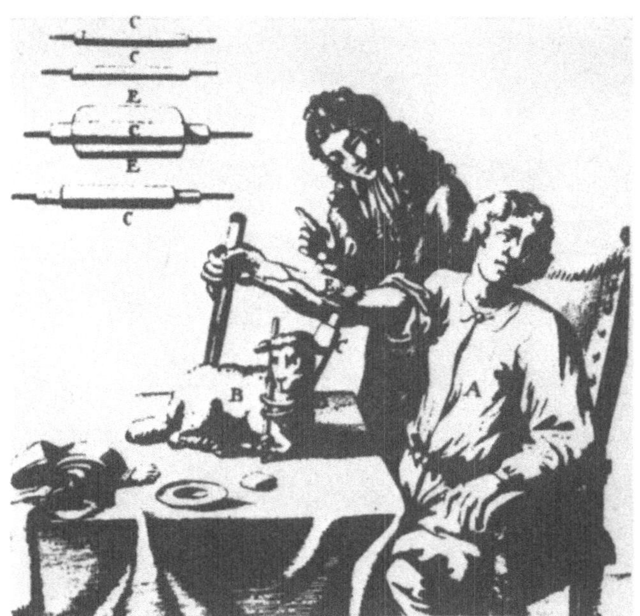

**Abb. 5.** Tierbluttransfusion vom
Schaf zum Menschen
(PURMANN 1692)

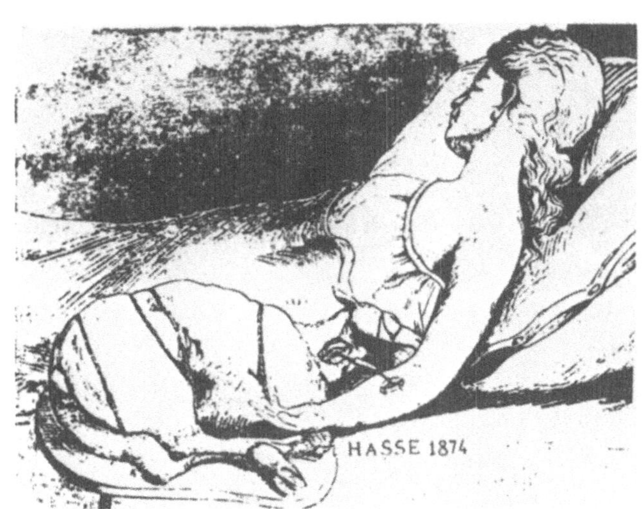


**Abb. 6.** Lammbluttransfusion
(HASSE 1885)

überstanden, Bakterien oder Gerinnsel konnten im Autotransfusionsblut nicht gefunden werden.

Das damals zur Autotransfusion benutzte Material ist in Abb. 8 und 9 dargestellt. Neben einem Auffanggefäß wurde lediglich eine Schale zur Filtration des Blutes sowie ein einfaches Gerät zur Retransfusion benötigt. Auf die gleiche Weise haben Kieninger et al. [136, 137] noch vor wenigen Jahren in Nigeria die IAT durchgeführt.

In Entwicklungsländern stellen diese einfachen Verfahren auch heute noch oft die einzige Möglichkeit der Bluttransfusion dar [164]. Wesentlich verbessert wurde das Verfahren der

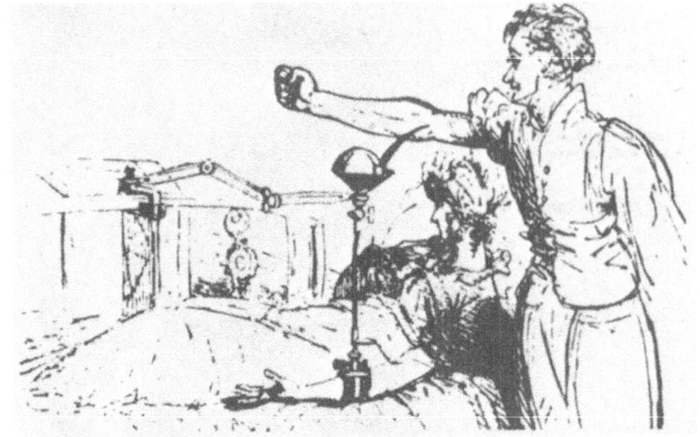

**Abb. 7.** Homologe Direkttrans-
fusion von Mensch zu Mensch
(BLUNDELL 1829)

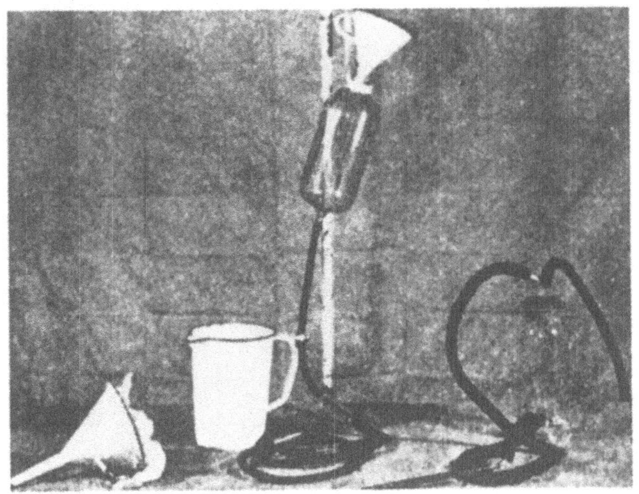

**Abb. 8.** Material zur einfachen,
direkten Retransfusion von Blut

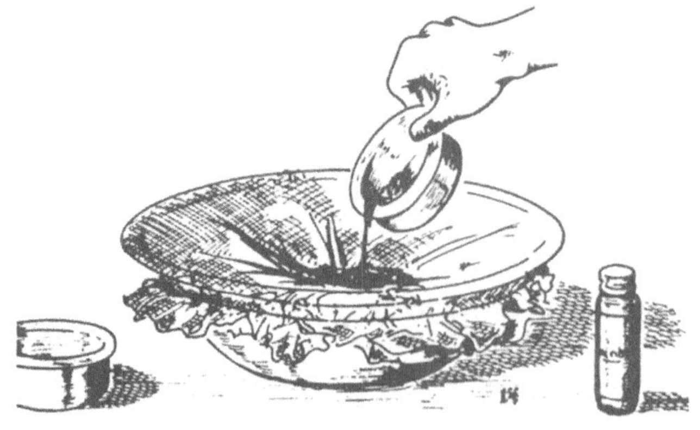

**Abb. 9.** Schale mit Mullauflage
zur Filtration des Blutes

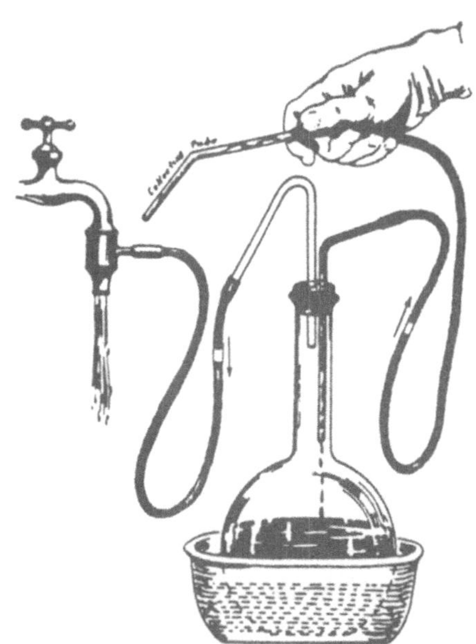

**Abb. 10.** Blutabsaugung aus dem Operationsgebiet mittels einer Wasserstrahlpumpe. Aus [55]

IAT durch Einführung einer Blutabsaugung mittels einer Wasserstrahlpumpe (Abb. 10), erstmals beschrieben von Davis u. Cushing [55] für neurochirurgische Operationen. Die Arbeit schließt mit der Bemerkung, daß dieses einfache Verfahren der IAT unbedingt weiterentwickelt werden müßte.

Statt dessen allerdings trat das Gegenteil ein, denn nach Einrichtung der ersten Blutbank der Welt an der Mayo-Klinik in Rochester (USA) schwand das Interesse an der IAT [162]. Während des zweiten Weltkriegs wurde praktisch der gesamte Blutbedarf durch Fremdblutkonserven gedeckt [51], zumal die Blutgruppenbestimmung und das Auskreuzen von Blutkonserven bereits einen hohen Stand erreicht hatten [63]. Durch Perfektion der Blutbanken und die Lösung fast aller logistischen Probleme schien die Autotransfusion in Zukunft überflüssig zu werden [131].

Inzwischen mehren sich aber Befürchtungen, daß eventuell schon in naher Zukunft Engpässe in der Versorgung mit Bluteinheiten auftreten könnten, da immer größere Operationen, zumal in zunehmend extremen Altersklassen, durchgeführt werden [32, 42, 71, 168, 256]. In Verbindung mit einer eher rückläufigen Spenderbereitschaft gewinnt dieses Problem zunehmend an Bedeutung [63, 243]. Es erscheint fraglich, inwieweit sich die hohe Zahl jährlich durchgeführter Bluttransfusionen weiter steigern läßt: In der Bundesrepublik Deutschland sind es jährlich 3—5 Millionen Bluteinheiten [192], in den USA zwischen 8 [169] und 11 Millionen Bluteinheiten [247].

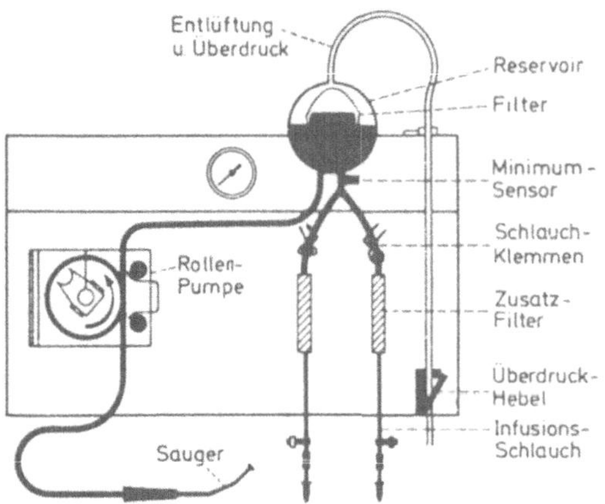


Abb. 11. Funktionsprinzip des Bentley-ATS

## 3.2 Maschinelle intraoperative Autotransfusion

### 3.2.1 Systeme ohne Aufarbeitung des gewonnenen Materials

In Kenntnis der Risiken der homologen Bluttransfusion begann in den 60er Jahren eine erneute intensive Beschäftigung mit den verschiedenen Autrotransfusionsverfahren.

Das erste komplette System zur intraoperativen Autotransfusion (IAT) wurde 1966 von Dyer [67] beschrieben. War der Patient heparinisiert, so ergaben sich hinsichtlich der Antikoagulation des Autotransfusionsblutes keine Probleme. Anderenfalls wurde diskontinuierlich Zitratlösung in das sterile Behältnis gegeben, in das auch das Blut gesaugt wurde. Nach Filtrierung über Dacronwolle (Porenweite etwa 200 µm) konnte das Blut unmittelbar retransfundiert werden. Anfang der 70er Jahre interessierte sich die Firma Pall für die Weiterentwicklung und Vermarktung dieses Gerätes [90, 131]. Möglicherweise wegen der beträchtlichen Hämolyse, die bei Einsatz dieses Systems beobachtet wurde, wurde dieses Vorhaben später aufgegeben [90].

*Bentley-ATS.* Die Fortschritte auf dem Gebiet der extrakorporalen Zirkulation und das verstärkte Interesse an der intraoperativen Autrotransfusion [132, 156] begünstigten die Entwicklung weiterer Autrotransfusionsgeräte.

Klebanoff [143, 144] beschrieb 1968 ein neues Autotransfusionssystem, das nach erfolgreichem Einsatz in Vietnam seit Anfang der 70er Jahre von der Firma Bentley als Bentley-ATS 100 bzw. später ATS 200[2] vertrieben wurde [228]. Die Funktionsweise des Bentley-ATS beruht auf folgendem Prinzip (Abb. 11): Über eine peristaltische Rollenpumpe, wie sie auch im Bereich der offenen Herzchirurgie verwendet wird, wird das Blut aus dem Operationsgebiet in ein handelsübliches Kardiotomiereservoir aufgesaugt. Ist der Patient, z. B. während eines gefäßchirurgischen Eingriffs, voll heparinisiert, so ergeben sich hinsichtlich der Antikoagulation des aufgesaugten Blutes keine Probleme.

---

2   Hersteller: Bentley Lab. Inc., Irvine Calif. 97214 (USA). Vertrieb für Deutschland: Bentley Lab. GmbH, Vogelsangweg 111, D-4000 Düsseldorf 30

Wenn dieses Gerät bei notfallmäßigen, z. B. polytraumatisierten Patienten eingesetzt wird, ist jedoch eine systematische Antikoagulation mit Heparin streng kontraindiziert [137, 171, 217]. Für eine diskontinuierliche Antikoagulation des Autotransfusionsblutes wurde die Verwendung von ACD-Stabilisator empfohlen [145]. In diesem Falle sollte das Auffangreservoir mit ca. 300 ml ACD- oder CPD-Stabilisator vorgefüllt werden. Im weiteren Verlauf der IAT müssen dann diskontinuierlich etwa 50 ml Stabilisator auf 500 ml Blut aspiriert werden. Nach Vorfilterung im Reservoir kann das Blut unmittelbar über 2 Schlauchsysteme, die je ein 140-$\mu$m-Filter enthalten, dem Patienten retransfundiert werden. Eine Drucktransfusion ist möglich, indem das Reservoir über den Belüftungsschlauch unter Druck gesetzt und dieser verschlossen wird.

Zahlreiche Autoren berichten in den letzten Jahren über gute Erfahrungen beim Einsatz des Bentley-ATS in der Traumatologie wie bei elektiven Eingriffen [59, 60, 93, 134, 135, 140, 142, 168, 248].

Andererseits wurde der Einsatz dieses Verfahrens durch zunehmende Kenntnis der Risiken begrenzt: Das Autotransfusionsblut enthält Bestandteile, deren Retransfusion absolut unerwünscht ist. Durch den Aufsaugvorgang entsteht auch bei Verminderung des Sogs auf maximal 100 mmHg eine bisweilen beträchtliche Hämolyse [16, 90, 168, 264]. Zur Vermeidung von Nierenschäden empfahlen Glover et al. [91] die Alkalisierung des Urins über einen pH von 6,9, andere Autoren empfahlen die forcierte Diurese mit Mannitol, Furosemid oder Dopamin [3, 36, 62, 132, 139, 218].

Durch den bisweilen ausgedehnten Blut-Gewebe-Kontakt wird das Gerinnungssystem aktiviert, besonders die Faktoren X, XI und XII [9, 273]. Als Folge kann eine intravasale Gerinnung auftreten (DIC = disseminated intravascular coagulation), die zu schweren therapeutischen Problemen führen kann [62, 139, 219, 248, 249, 264].

Ein hohes Risiko bedeutete die jederzeit mögliche iatrogene Luftembolie durch das Bentley-ATS [62, 63, 90, 102, 132, 135, 171, 205, 217].

Besonders bei Drucktransfusion konnte sich eine Luftembolie entwickeln, wenn bei Leerung des Reservoirs die Zufuhr zum Patienten nicht sofort unterbrochen wurde. Auch eine Fotozelle am Auslaß des Reservoirs mit optischer und akustischer Alarmgebung konnte dieses Problem nur unbefriedigend lösen, da sie häufig, durch Koagel oder Fibrinfäden verdeckt, versagte [79, 132]. Nachdem auch durch einige technische Abänderungen diese Gefahr nicht beseitigt werden konnte [31, 105, 123, 174], wurde das Bentley-ATS zwischenzeitlich vom Markt genommen [10, 72, 103, 118, 170, 244].

*Sorenson-Einheit.* 1976 entwickelten Noon et al. [203] ein neues, sehr einfaches System zur intraoperativen Autotransfusion, das eine gewisse Ähnlichkeit mit der von Dyer [67] beschriebenen Konstruktion aufweist. Dieses jetzt von der Firma Sorenson[3] vertriebene System besteht aus einem wiederverwendbaren, starren Plexiglaszylinder (Abb. 12 links), in den ein steriler Doppelbehälter mit einem Fassungsvermögen zwischen 400 und 1200 ml eingelegt wird (Abb. 12 rechts). Nach Anlegen eines Sogs von 30–60 mmHg gelangt das durch kontinuierlichen Zufluß von CPD-Stabilisator bereits an der Saugerspitze antikoagulierte Autotransfusionsblut (Abb. 12 rechts unten) aus dem Operationsgebiet in den oberen sterilen

---

3 Hersteller: Sorenson Research Company, Salt Lake City, Utah 84107 (USA). Vertrieb für Deutschland: Deutsche Abbott GmbH, Max-Planck-Ring, D-6200 Wiesbaden

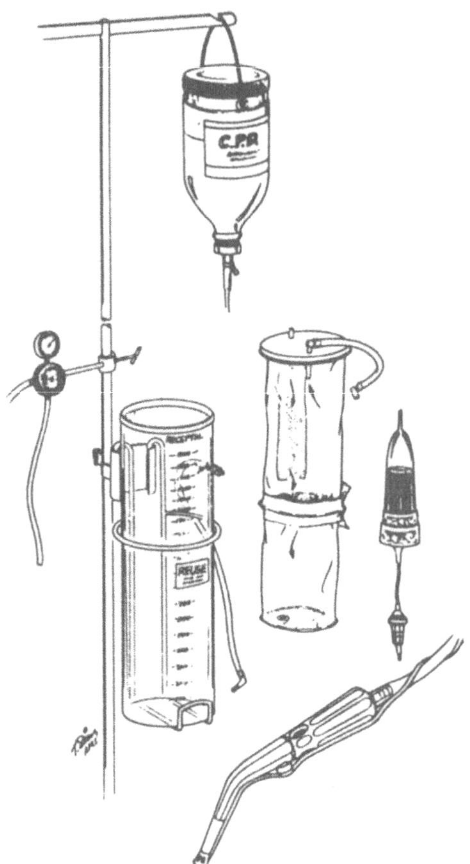

Abb. 12. Funktionsprinzip der Sorenson-Einheit

Behälter, von dem es, der Schwerkraft folgend, nach Passage eines 170-$\mu$m-Filters in den unteren Behälter gelangt.

Ist dieser Behälter ausreichend gefüllt, so wird der sterile Doppelbehälter dem starren Plexiglaszylinder entnommen, der untere vom oberen Beutel getrennt, entlüftet und an einen Mikrotransfusionsfilter angeschlossen. Auf diese einfache Weise steht das autologe Blut unmittelbar zur Retransfusion zur Verfügung.

Bei intraoperativen Blutungen hat sich dieses System bewährt, vorausgesetzt, das empfohlene CPD:Blut-Mischungsverhältnis von 1:7 bis 1:8 wird beachtet [6, 110, 202, 203, 228].

In einer vergleichenden Studie zwischen IAT mit der Sorenson-Einheit und homologer Bluttransfusion fand Hauer [103] in den transfusionsbereiten Blutkonserven die in Tabelle 2 aufgeführten Unterschiede.

Nachdem Symbas [254, 255] schon mit einem einfachen System einen Hämatothorax entlastet hatte und das Blut retransfundieren konnte, wurde nun auch die Sorenson-Einheit zur notfallmäßigen Entlastung eines Hämatothorax bzw. bei schweren intraabdominellen Blutungen eingesetzt [54, 150].

In der postoperativen Phase nach herzchirurgischen Eingriffen kann das mediastinale Blut über die substernalen Drainagen problemlos mit der Sorenson-Einheit aufgefangen werden [36, 44, 233, 234, 261]. Eine Antikoagulation ist in diesem Falle nicht erforderlich, da das

**Tabelle 2.** Unterschiede zwischen Blut aus der Sorenson-Einheit und homologen Blutkonserven

|  | Sorenson-Einheit | Homologe Konserve |
| --- | --- | --- |
| pH | 7,4 | 5,5 |
| Temperatur | 37–25 °C | 4 °C |
| Thrombozyten | 63 000/$\mu$l | 10 000/$\mu$l |
| Faktor VIII | 95% | 10% |
| Faktor IX | 65% | 30% |

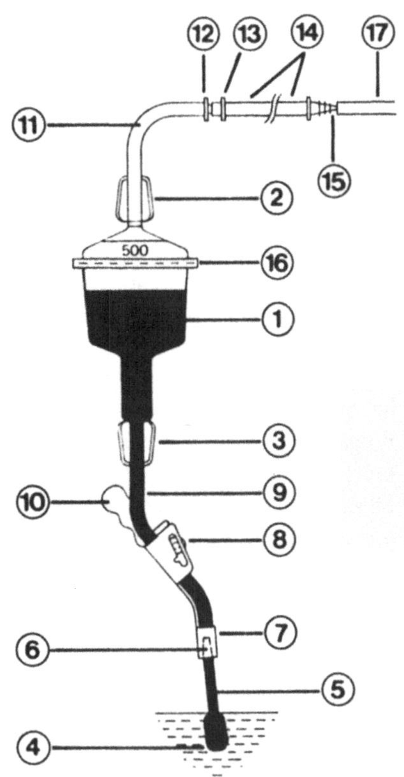


**Abb. 13.** Funktionsprinzip des Solcotrans.
*1* Sammelgefäß; *2* Aufhängeöse; *3* Aufhängeöse; *4* Saugkopf; *5* Saugrohr (SR); *6* Konus des SR; *7* Konus des Griffes; *8* Regulierklemme; *9* Blutschlauch; *10* Griff; *11* Luftschlauch (LS); *12* Konus des LS; *13* Konus des Sterilschlauches; *14* Sterilschlauch; *15* Verbindungsstück zum Schlauch der Vakuumquelle; *16* Filter; *17* Schlauch der Vakuumquelle

Blut durch die Herzaktionen defibriniert ist. Aus Sterilitätsgründen wird ein Wechsel des sterilen Innenbehälters im 4-h-Rhythmus empfohlen [261].

*Solcotrans.* Erst kürzlich kam ein sehr einfach konstruiertes Einwegsystem auf den Markt, mit dem Blut unmittelbar aus dem Operationsgebiet abgesaugt werden kann. Dieses von der Firma Solco[4] als Solcotrans vertriebene System besteht aus einem starren, 500 ml fassenden Kunststoffbehälter, der mit Zitrat oder ACD-Stabilisator vorgefüllt wird (Abb. 13). Das

---

4  Hersteller: Solco AG Basel, CH-4127 Birksfelden (Schweiz). Vertrieb für Deutschland: Solco GmbH, Postfach 1566, D-7770 Überlingen

Schlauchsystem ist zur Verringerung der Hämolyse sehr kurz, so daß das Gerät im Gegensatz zu den anderen Autotransfusionsgeräten ausschließlich vom Operateur bzw. dessen Assistenten benutzt wird. Ist das System ausreichend mit Blut gefüllt, so wird es von der Vakuumleitung diskonnektiert und dem Anästhesisten zum Zwecke der Retransfusion des Blutes überreicht.

Entgegen den guten Erfahrungen, über die berichtet wurde [115, 263], haben sich bei Anwendung während gefäßchirurgischer Eingriffe Schwierigkeiten ergeben: Schon das geringste Aufsaugen von Luft in das System führt zu einer enormen Schaumbildung mit konsekutiver Hämolyse (Rühland 1983, persönliche Mitteilung). Trotz Bemühen um eine sachgerechte Zitrat-Blut-Mischung ist häufig eine Koagulation des Autotransfusionsblutes im Behälter zu beobachten, ferner ist eine Drucktransfusion wegen der Starrheit des Behälters nicht möglich (Van Aken 1983, persönliche Mitteilung).

Zum Teil scheinen diese Probleme bei einem anderen, ähnlichen System eliminiert zu sein [231], und auch ein weiterentwickeltes Nachfolgemodell des Solcotrans soll diese Nachteile nicht mehr aufweisen [116].

Allen bisher genannten Autotransfusionssystemen ist, insbesondere bei nicht sachgemäßer Anwendung, ein Problem gemein: Während in einer homologen Blutkonserve ein festes Verhältnis zwischen Stabilisator und Blutanteil gegeben ist (80 zu 420 ml), besteht bei Autotransfusion mit einfachen Geräten jederzeit die Gefahr einer sog. Zitratintoxikation, besonders bei gleichzeitig bestehendem Leberschaden, bei Hypothermie oder bei Schock [4]. Dem Organismus wird durch die exzessive Zitratzufuhr bei Massivtransfusion soviel ionisiertes Kalzium entzogen, daß Zeichen der akuten Hypokalzämie mit tetanischen Krämpfen, Herzrhythmusstörungen und Myokarddepression auftreten können. Unter Druckautotransfusion im Tierexperiment (Bentley-ATS) sahen Homann et al. [113] neben typischen EKG-Veränderungen (Verlängerung des QT-Intervalls) [125] auch Einschränkungen der Kontraktionskraft und der Kontraktilitätsparameter des rechten Herzens [112]. Die Zufuhr von ACD-Stabilisator mit einer Geschwindigkeit von 10 ml/min wurde im Rahmen einer experimentellen Massivautotransfusion von keinem der 20–25 kg schweren Hunde überlebt [65]. Unter diesem Gesichtspunkt scheint die langsame Injektion von Kalzium etwa ab der 6. Blutkonserve, besonders bei Leberschaden, gerechtfertigt [5]. Andererseits wird der Wert einer Kalziumgabe bezweifelt [125] oder diese wegen der Gefahr von Kammerflimmern sogar ausdrücklich abgelehnt [29].

Wird dagegen zur Antikoagulation Heparin verwendet, so sind die Auswirkungen auf die Hämodynamik und auf den pulmonalen Gasaustausch minimal und klinisch irrelevant [188].


### 3.2.2 Systeme mit Zellseparation und Waschvorgang

Bereits 1968, als Klebanoff [143] erstmals sein neues Autotransfusionsgerät beschrieb, setzten Wilson et al. [282] bei transurethralen Prostataresektionen ein neuartiges System zur Autotransfusion ein. Um aus dem großen Volumen anfallender Irrigatorflüssigkeit den vergleichsweise geringen Anteil autologer Erythrozyten extrahieren zu können, benutzten sie eine Waschzentrifuge mit einer sterilen, wieder verwendbaren Edelstahlglocke, in der nach dem Prinzip der Zellseparation autologe Erythrozyten gesammelt werden konnten, während die Irrigatorflüssigkeit sowie das hämolytische Plasma verworfen wurden [283].

Diese Idee wurde 1975 von Gilcher et al. [88] und Orr et al. [207] wieder aufgegriffen. Sie fingen während blutreicher Operationen das anfallende Blut mit einem Bentley-ATS auf, separierten die autologen Erythrozyten in einer Haemonetics-M-15-Waschzentrifuge und retransfundierten sie nach dem Waschvorgang in physiologischer Kochsalzlösung als gewaschenes, autologes Erythrozytenkonzentrat. Da dieses Verfahren infolge der räumlichen Trennung zwischen Autotransfusionsgerät (Operationssaal) und Waschzentrifuge (Blutbank) zu zeitaufwendig und hinsichtlich der absoluten Blutsterilität problematisch war [42, 89], entwickelten sie ein neues Gerät, das alle Arbeitsabläufe im Operationssaal ermöglicht. Dieses Gerät steht seit 1976 als Haemonetics Cell Saver[5] zur Verfügung [89, 207].

*Haemonetics Cell Saver.* Die Funktionen dieses Gerätes (Abb. 14) gliedern sich in folgende Arbeitsgänge auf (Abb. 15):

1. Das Blut aus dem Operationsgebiet wird unmittelbar am Saugerstutzen mit dem Antikoagulans gemischt (15 000 I.E. Heparin auf 500 ml NaCl 0,9%) und mit einem Sog von maximal 100 mmHg über Vakuum in ein handelsübliches Kardiotomiereservoir gesaugt. Für 500 ml aufgesaugtes Blut werden etwa 100 ml Heparin-NaCl-Gemisch zugegeben.
2. Bei ausreichender Füllung des Reservoirs (in Abhängigkeit vom Hämatokrit des Autotransfusionsblutes sind 500 bis 1000 ml erforderlich) wird das Blut nach Vorfilterung über ein 140-$\mu$m-Filter mittels einer peristaltischen Rollenpumpe in die mit 4800 UPM rotierende Zentrifugenglocke eingeleitet. Nach Füllung der Glocke werden die Erythrozyten an die Glockenwand gepreßt, das hämolytische Plasma fließt in den Abfallbeutel über. Wenn die autologen Erythrozyten die obere Glockenschulter erreicht haben, ist die Glocke als gefüllt anzusehen.
3. Es schließt sich der Waschvorgang mit mindestens 700 ml physiologischer Kochsalzlösung an. Durch Betätigung des Magnetventils wird der Zufluß von NaCl über die Rollenpumpe in die Zentrifugenglocke freigegeben. Die Waschlösung tritt am Glockenboden mit den autologen Erythrozyten in Kontakt, umströmt diese von unten nach oben und fließt, solange neue Waschlösung nachströmt, in den Abfallbeutel über. Freies Hämoglobin, das zur Antikoagulation zugeführte Heparin, aktivierte Gerinnungsfaktoren, evtl. Zelldetritus, Knochen- oder Palakospartikel, Abrieb von Metall- oder Kunststoffprothesen und andere Verunreinigungen sollen auf diese Weise aus dem Medium eliminiert werden.
4. Nach Stillstand der Zentrifugenglocke werden die gewaschenen, autologen Erythrozyten in den Retransfusionsbeutel gepumpt. Die Rollenpumpe läuft während dieses Vorgangs in entgegengesetzter Richtung.
5. Das autologe Erythrozytenkonzentrat wird bei Bedarf zur Verbesserung der Fließeigenschaften mit einer kristalloiden (NaCl 0,9%) oder kolloidalen (Plasma-Protein-Lösung, Humanalbumin) Lösung verdünnt und dann nach Passage eines Mikrotransfusionsfilters und ggf. eines Blutwärmers dem Patienten retransfundiert. Während in den meisten Fällen eine Retransfusion durch Gravitation ausreicht, kann bei massiver Blutung mittels einer aufblasbaren Manschette eine Drucktransfusion durchgeführt werden.

Bei dem ursprünglichen Konzept (heute Cell Saver I) werden diese Arbeitsgänge manuell gesteuert. 1981 wurde über einen mikroprozessorgesteuerten Prototypen berichtet (Cell Saver II),

---

5  Hersteller: Haemonetics Corp., Braintree Mass. 02184 (USA). Vertrieb für Deutschland: Haemonetics GmbH, Kreuzhofstraße 10, D-8000 München 71

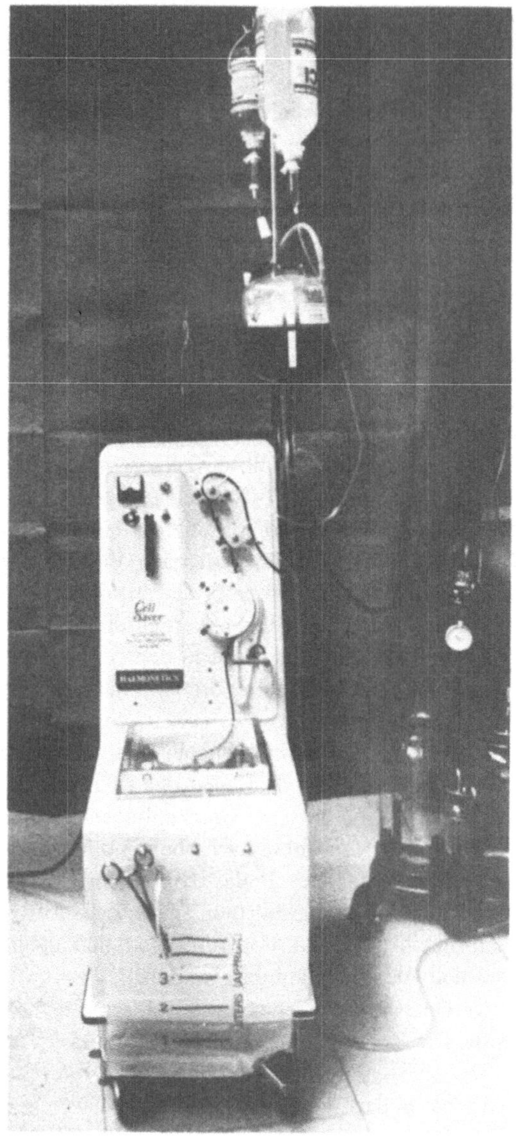

**Abb. 14.** Haemonetics Cell Saver

bei dem die o. g. Arbeitsgänge automatisch ablaufen sollten [259, 266]. Die Weiterentwicklung dieses Gerätes kam dann als Haemonetics Cell Saver III auf den Markt (Abb. 16). Das Gerät arbeitet weitgehend automatisch, indem sich mikroprozessorgesteuert zunächst alle Daten vorprogrammieren lassen (Pumpengeschwindigkeit, Volumen der Waschlösung etc.). Eine Fotozelle im Bereich der oberen Glockenschulter erfaßt den Zeitpunkt der ausreichenden Füllung mit Erythrozyten und veranlaßt automatisch die Umschaltung auf den Waschvorgang.

Ein nach dem Ultraschallprinzip funktionierender Airdetektor gibt Alarm, wenn das Reservoir bzw. die Waschlösung leer ist. Beim Hochpumpen der gewaschenen, autologen Ery-

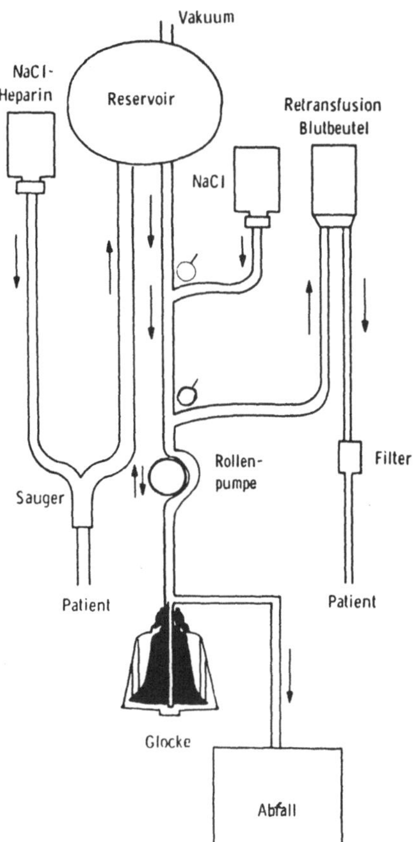


**Abb. 15.** Funktionsprinzip des Haemonetics Cell Saver /
Dideco Autotrans BT 975

throzyten in den Retransfusionsbeutel veranlaßt er den sofortigen Stopp der Rollenpumpe,
sobald die Zentrifugenglocke leer ist. Hierdurch wird das Pumpen von Luft in den Retransfusionsbeutel vermieden, woraus später, allerdings nur bei Druckautotransfusion und gleichzeitiger Nachlässigkeit, eine Luftembolie resultieren könnte.

Über die Rollempumpe wird das aufgearbeitete Volumen sowie das der hergestellten autologen Erythrozytenkonzentrate erfaßt. Diese elektronische Einrichtung ist bei der Bilanzierung des aufgefangenen und des aufbereiteten Volumens sehr hilfreich.

Eine personelle Entlastung ist durch Einführung des Cell Saver III nur zum Teil gegeben,
denn nach wie vor muß der adäquaten Beimischung von Heparin-NaCl-Gemisch Aufmerk-
samkeit geschenkt werden, und beim Verstopfen des Saugers — was in Anbetracht des geringen Sogs schon häufiger geschehen kann — muß dieser durch vorübergehende Sogerhö-
hung wieder durchgängig gemacht werden. Ob unter diesen Umständen die hohen Anschaf-
fungskosten des Gerätes (ca. 70000 DM) gerechtfertigt sind, erscheint fraglich.

Der neu entwickelte, allerdings noch kostspieligere Haemonetics Cell Saver 4 erfüllt alle
Anforderungen an ein perfektes Autotransfusionsgerät.

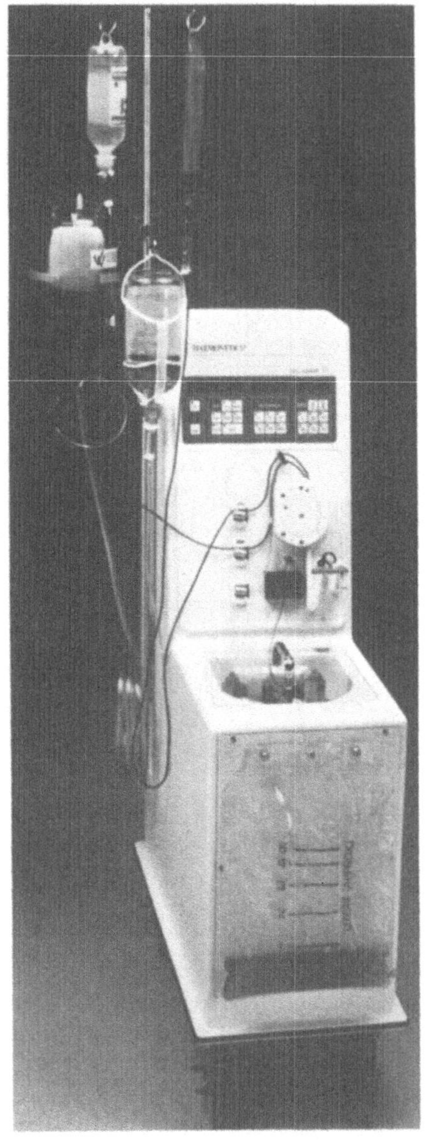

**Abb. 16.** Haemonetics Cell Saver III

*Dideco Autotrans.* Das Autotrans BT 975 der Firma Dideco[6] (Abb. 17) entspricht technisch weitgehend dem Haemonetics Cell Saver I. Die Einmalsysteme dieser Geräte sind jedoch nicht untereinander kompatibel, da die Halterung der Zentrifugenglocke und die Rollenpumpe unterschiedlich konzipiert wurden.

---

6  Hersteller: Dideco S.p.A., P.O. Box 87, I-41037 Mirandola (Italy). Vertrieb für Deutschland: Dideco GmbH, Fasanenweg 6, D-8027 Neuried

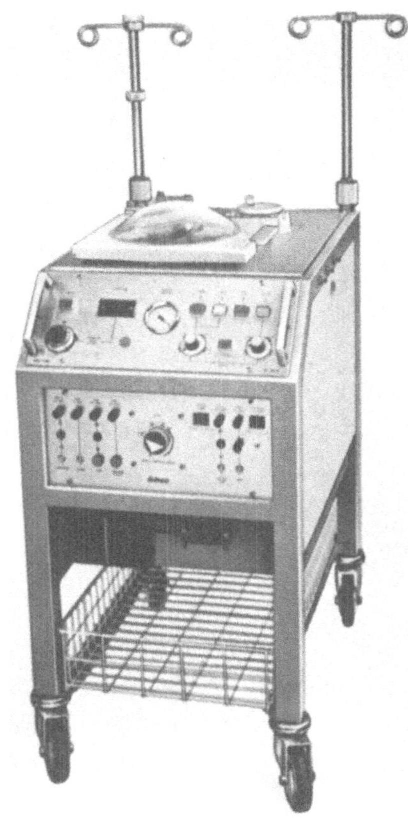

**Abb. 17.** Dideco Autotrans BT 975

Die Zentrifugenglockengeschwindigkeit läßt sich beim Autotrans stufenlos regeln, wodurch eine effektivere Umströmung der autologen Erythrozyten während des Waschvorgangs erreicht werden soll. In der Praxis hat sich jedoch dieses umständliche Vorgehen nicht bewährt, und auch bei konstanter Geschwindigkeit von 4800 UPM war der Waschvorgang stets befriedigend verlaufen.

Eine wesentliche Verbesserung könnte eine Neuentwicklung am Dideco-Autotrans bedeuten. Während sämtliche Geräte bisher sozusagen inkomplett geliefert wurden, verfügt diese Neuentwicklung nun über eine elektrisch betriebene Pumpe, mit der der Sog für das Aufsaugen des Blutes aus dem Operationsgebiet exakt eingestellt werden kann. Praktische Erfahrungen belegen den Wert dieser Weiterentwicklung.

Da die großen Operationssauger zur exakten Einstellung des gewünschten Sogs nicht geeignet sind, hat sich an unserer Klinik bisher ein aus Teilen des Dräger-Programms[7] zusammengebautes, einfaches Absaugsystem bewährt, das sehr exakt einstellbare Sogleistungen vorweist (Abb. 18). Allerdings ist immer eine zusätzliche Leitung zum zentralen Vakuumanschluß erforderlich.

---

7  Hersteller und Vertrieb: Drägerwerk AG, Moislinger Allee 53/55, D-2400 Lübeck

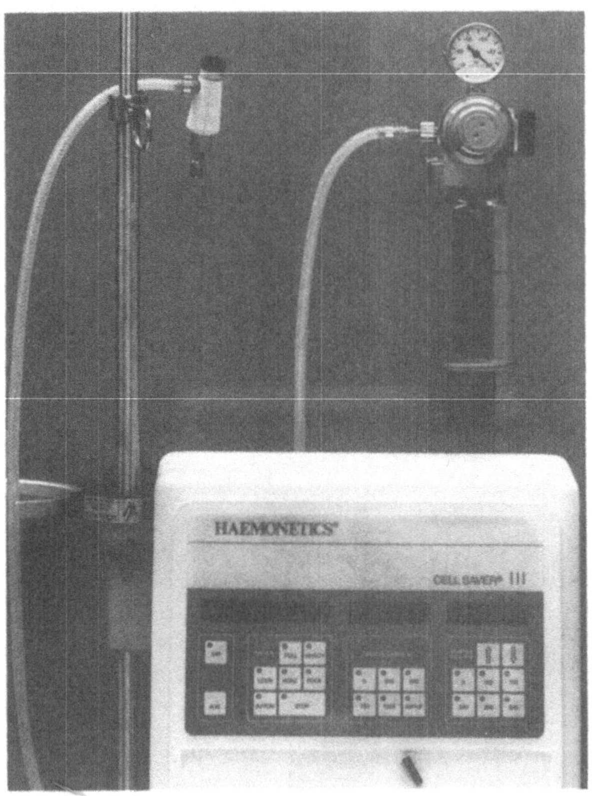


**Abb. 18.** Dräger-Absaugsystem am Haemonetics Cell Saver III

# 4 Tierexperimentelle Untersuchungen zur Qualität autologer Erythrozyten

Bei intraoperativer Autotransfusion (IAT) mit einem Gerät, in dem die autologen Erythrozyten separiert und gewaschen werden, sind Fragen nach der Qualität dieser Erythrozyten, insbesondere im Vergleich zu denen aus homologen Erythrozytenkonzentraten, von besonderem Interesse.

In tierexperimentellen und klinischen Untersuchungen wurde versucht, diese noch offenen Fragen zu beantworten und daraus Indikationen und möglicherweise auch Kontraindikationen für die IAT abzuleiten.

## 4.1 Überlebenszeit der Erythrozyten nach intraoperativer Autotransfusion

Der Aufarbeitungsvorgang im Autotransfusionsgerät läßt eine mechanische und möglicherweise auch chemische Belastung der autologen Erythrozyten erwarten. Ob sich dies in einer Verkürzung der Lebenszeit dieser Erythrozyten im Vergleich zu unbehandelten Zellen äußert, wurde im Tierexperiment überprüft.

### 4.1.1 Material und Methodik

*Versuchstiere.* Die Versuche wurden an 9 weiblichen Neuseelandkaninchen mit einem mittleren Gewicht von 4070 g durchgeführt.

*Anästhesieverfahren.* 15–30 min nach intraperitonealer Prämedikation mit Atropin (0,2 mg/kg KG) wurde die Narkose mit 40 mg/kg KG Nembutal i. p. eingeleitet. Nach Erreichen des Toleranzstadiums wurde eine Ohrarterie mit einer Verweilkanüle (Abbocath 22G) punktiert. Über diesen Zugang konnten Blutentnahmen und Verabreichung von kolloidalen Lösungen und von Blut als Drucktransfusionen erfolgen.

Bei Bedarf erhielten die Versuchstiere Repetitionsdosen von 20 mg/kg KG Nembutal. Während des Versuchs atmeten die Tiere spontan Raumluft.

*Versuchsanordnung.* Aus der Ohrarterie wurden zunächst 5 ml heparinisiertes Vollblut zur radioaktiven Markierung mit $^{51}$Cr entnommen. Danach erfolgte die Entblutung der Versuchstiere, indem 120 ml Blut kontinuierlich mit Heparin antikoaguliert und im Autotransfusionsgerät Haemonetics Cell Saver aufgefangen wurden. Da das Plasma während des Aufarbeitungsvorgangs verworfen wird, erhielt jedes Tier 60 ml einer 6%igen, hochmolekularen Dextranlösung (Macrodex).

Nach dem Aufarbeitungsvorgang wurden 5 ml autologe Erythrozyten, aufgeschwemmt in NaCl 0,9%, aus dem System entnommen, der Rest wurde den Versuchstieren unmittelbar retransfundiert. Aus diesen 5 ml aufgearbeiteten Erythrozytenkonzentrats wurden die Erythrozyten extrahiert und mit $^{111}$In markiert. Während die $^{51}$Cr-markierten Erythrozyten die unbehandelte Erythrozytenpopulation repräsentierten, waren alle $^{111}$In-markierten Erythrozyten vom Autotransfusionsgerät aufgearbeitet worden.

Die Bestimmung des Blutbildes (Hb, Hk, Erythrozyten und Leukozyten) erfolgte vor der Entblutung, nach Entblutung, nach Retransfusion sowie am 1., 3., 5., 7., 14., und 21. Tag nach Retransfusion.

*Messung der Radioaktivität.* Die unbehandelten, vor Beginn der Entblutung entnommenen Erythrozyten (5 ml heparinisiertes Vollblut) wurden unter dankenswerter Mitarbeit von Herrn Priv. Doz. Dr. Fischer und Herrn Dr. Wasylewski von der Nuklearmedizinischen Abteilung der Medizinischen Klinik, Abteilung B, mit 50 $\mu$Cu $^{51}$Cr über 30 min bei Raumtemperatur inkubiert und mit einem Rotor andauernd gemischt. Die gewaschenen, autologen Erythrozyten aus dem Retransfusionsbeutel des Autotransfusionsgerätes wurden mit 250–300 $\mu$Cu $^{111}$In auf dieselbe Weise radioaktiv markiert.

Anschließend wurde das radioaktive Material 10 min bei 500 UPM zentrifugiert und der Überstand verworfen. Nach nochmaligem Waschen wurde der verbleibende Rest (ausschließlich radioaktiv markierte Erythrozyten) reinjiziert.

Für die Bestimmung der Radioaktivität der $^{51}$Cr- und $^{111}$In-markierten Erythrozyten wurde am Tag nach Entblutung und Retransfusion 1 ml heparinisiertes Vollblut aus der Ohrvene oder -arterie abgenommen. Die gemessene Radioaktivität wurde gleich 100% gesetzt. Die Messung der radioaktiven Strahlung erfolgte mit dem automatischen $\gamma$-Zähler Gammaszint BF 5300[8] in Standardtechnik, wobei jede Probe 2mal gemessen und der Mittelwert errechnet wurde.

Am 3., 5., 7., 14. und 21. Tag nach der Entblutung und Retransfusion wurde nochmals 1 ml heparinisiertes Vollblut entnommen und die Radioaktivität gemessen. Der prozentuale Aktivitätsabfall konnte als Maß für den Zellzerfall angesehen werden.

*Statistik.* Für die statistische Auswertung sind im vorliegenden Falle Prozentangaben nicht zulässig und nicht verwertbar (Heinecke 1983, persönliche Mitteilung). Die Absolutzahlen der gemessenen Radioaktivität konnten jedoch nicht sinnvoll aufgearbeitet werden, da sie untereinander sehr stark divergierten. Um die einzelnen Meßwerte unabhängig von der Absolutzahl als negative Steigung für jedes einzelne Versuchstier erfassen zu können, wurden die errechneten Prozentzahlen durch eine inverse Sinus-Funktion transformiert [37]. Die Berechnungen erfolgten nach der Formel:

$$x = \text{arc sin } \sqrt{p_i}$$

wobei x der transformierte Wert und $p_i$ der Wert in Prozent ist. Für die transformierten Werte wurde dann der Student-t-Test für gepaarte, transformierte Anteile auf dem 5%-Niveau angewandt.

---

8  Hersteller: Fa. Berthold, D-5070 Bergisch-Gladbach

**Tabelle 3.** Hb, Hk, Erythrozyten, Leukozyten im Verlauf der Untersuchung der Überlebenszeit von Erythrozyten nach intraoperativer Autotransfusion (n = 9)

| | Hämoglobin [g/dl] | Hämatokrit [%] | Erythrozyten $[\times 10^6/mm^3]$ | Leukozyten $[\times 10^3/mm^3]$ |
|---|---|---|---|---|
| Vor Entblutung | 14,0 + 1,1 | 43,2 + 5,1 | 6,15 + 0,41 | 5,98 + 1,34 |
| Nach Entblutung | 7,5 + 1,9[c] | 24,2 + 6,1[c] | 3,40 + 0,74[c] | 3,07 + 0,90[c] |
| Nach Retransfusion | 10,2 + 1,3[c] | 33,6 + 5,7[c] | 4,42 + 0,53[c] | 3,85 + 1,67[b] |
| 1. Tag nach Retransfusion | 10,9 + 2,3[c] | 35,1 + 7,6[b] | 5,10 + 0,82[c] | 7,04 + 2,29 |
| 3. Tag nach Retransfusion | 12,0 + 2,2[c] | 39,1 + 6,4[a] | 5,66 + 0,73[a] | 7,56 + 1,60 |
| 5. Tag nach Retransfusion | 11,9 + 2,7[a] | 39,0 + 8,2 | 5,46 + 0,97[a] | 6,75 + 1,25 |
| 7. Tag nach Retransfusion | 12,7 + 2,0 | 41,6 + 7,6 | 5,91 + 0,83 | 7,38 + 1,15[a] |
| 14. Tag nach Retransfusion | 12,5 + 0,9[a] | 40,8 + 4,2 | 5,69 + 0,51[a] | 7,40 + 1,32[b] |
| 21. Tag nach Retransfusion | 12,2 + 1,7[b] | 38,6 + 4,5 | 5,29 + 0,75[b] | 6,98 + 1,73e |

[a] $p \leqslant 0,05$     [b] $p \leqslant 0,01$     [c] $p \leqslant 0,001$

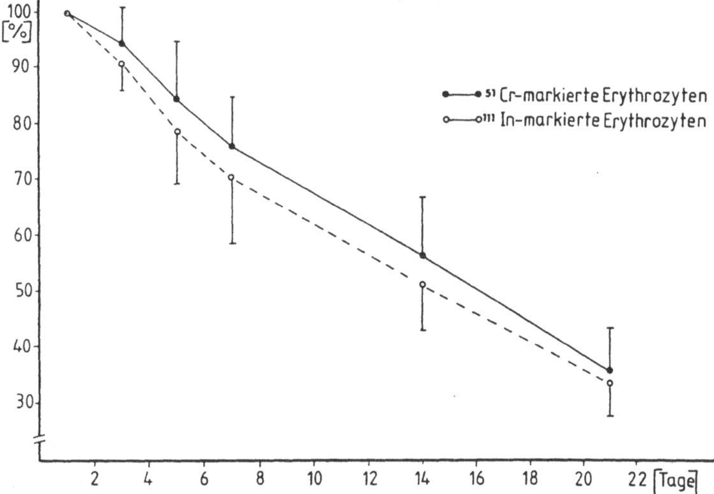


**Abb. 19.** Überlebenszeit von unbehandelten, [51]Cr-markierten und mit einem Autotransfusionsgerät aufgearbeiteten, [111]In-markierten Erythrozyten (n = 9)

## 4.1.2 Ergebnisse

Hämoglobin, Hämatokrit, Erythrozyten und Leukozyten waren nach Entblutung von 120 ml gegenüber den Ausgangswerten hoch signifikant abgefallen (Tabelle 3).

Nach Retransfusion der entnommenen Erythrozyten und Plasmasubstitution waren die radioaktiven Meßwerte gegenüber den Ausgangswerten über den gesamten Beobachtungszeitraum teils signifikant, teils geringgradig erniedrigt.

Am 1. Tag nach der Versuchsdurchführung wurden die gemessenen Ausgangsaktivitäten für [51]Cr- bzw. [111]In-markierte Erythrozyten gleich 100% gesetzt. Im weiteren Verlauf wurde über 21 Tage der Aktivitätsabfall beobachtet. Aus Abb. 19 geht hervor, daß die Unterschiede

**Tabelle 4.** Halbwertszeit von unbehandelten, [51]Cr-markierten und mit einem Autotransfusionsgerät aufgearbeiteten, [111]In-markierten Erythrozyten

|  | $^{51}$Cr | $^{111}$In |
|---|---|---|
| 1 | 12,3 Tage | 9,8 Tage |
| 2 | 10,7 | 12,2 |
| 3 | 16,0 | 13,5 |
| 4 | 18,2 | 14,5 |
| 5 | 19,1 | 17,9 |
| 6 | 19,6 | 13,6 |
| 7 | 13,2 | 11,6 |
| 8 | 16,9 | 14,6 |
| 9 | 14,8 | 13,3 |
| x̄ | 15,6 Tage | 13,4 Tage |
| s | ±3,1 | ±2,2 |

zwischen unbehandelten und mit dem Autotransfusionsgerät aufgearbeiteten Erythrozyten gering sind.

Von Anfang an ist der Aktivitätsverlust bei den [111]In-markierten Erythrozyten etwas größer, d. h. die Überlebenszeit ist nach erfolgter Autotransfusion geringgradig verkürzt. Eine Signifikanz läßt sich für den 3., 5., 7., und 14. Tag nach Autotransfusion nachweisen. Die Halbwertszeit der Erythrozyten beträgt bei unbehandelten [51]Cr-markierten Zellen 15,6 Tage, bei aufgearbeiteten [111]In-markierten Zellen 13,4 Tage (Tabelle 4). Auch diese Differenz ist auf dem 5%-Niveau signifikant.

## 4.2 $O_2$-Transportkapazität autologer Erythrozyten während und nach intraoperativer Autotransfusion

Der Sauerstofftransport von der Lunge zu den einzelnen Organen erfolgt durch das Hämoglobin, den roten Blutfarbstoff der Erythrozyten. Für eine adäquate Oxygenierung des Blutes in der Lunge sind alveoläre Ventilation, Perfusion, Distribution und Diffusion die entscheidenden Größen [196].

In letzter Zeit wird aber auch den Faktoren, die die Sauerstoffabgabe im Gewebe beeinflussen, eine größere Bedeutung beigemessen. Neben den Säure-Basen-Verhältnissen und der Temperatur wird die Sauerstoffbindungskurve durch den Gehalt an 2,3-Diphosphoglycerat (2,3-DPG) entscheidend beeinflußt, das etwa 70—80% des energiereichen Phosphats im Erythrozyten ausmacht [163, 182, 215, 241].

In gelagertem Konservenblut nimmt der 2,3-DPG-Gehalt mit zunehmender Lagerungsdauer ab [251, 269]. Nach 3 Tagen Lagerungsdauer war er auf 50% des Ausgangswerts von 4,8 mmol/l Erythrozyten abgefallen, nach 6 Tagen auf 25% und nach 10 Tagen auf 5% des Ausgangswerts [251]. Da nach Transfusion 2,3-DPG-armen Bluts mindestens 24h vergehen, bis wieder normale 2,3-DPG-Werte gemessen werden können [246], kann davon ausgegangen werden, daß im Rahmen einer Massivtransfusion von alten Blutkonserven zumindest vorübergehend mit einer zellulären Hypoxie zu rechnen ist. Ob die intraoperative Autotransfusion den Sauer-

**Tabelle 5.** Hämodynamisches Monitoring. Gemessene und errechnete Parameter

| | | |
|---|---|---|
| CVP | zentralvenöser Druck | (mmHg) |
| PCWP | Pulmonalkapillarverschlußdruck | (mmHg) |
| HR | Herzfrequenz | (min$^{-1}$) |
| P$_{art}$ | arterieller Druck | (mmHg) |
| PAP | pulmonalarterieller Druck | (mmHg) |
| CO | Herzminutenvolumen | (l · min$^{-1}$) |
| CI | Cardiac index | (l · min$^{-1}$ · m$^{-2}$) |
| PVR | pulmonaler Gefäßwiderstand | (dyn · s · cm$^{-5}$) |
| SVR | systemischer Gefäßwiderstand | (dyn · s · cm$^{-5}$) |

stofftransport in geringerem Umfang beeinflußt, wurde in einer tierexperimentellen Studie überprüft.

### 4.2.1 Material und Methodik

*Versuchstiere.* Die Versuche wurden an 6 gemischtrassigen, gemischtgeschlechtlichen Bastardhunden (mittleres Gewicht 26,25 ± 3,21 kg) durchgeführt.

*Anästhesieverfahren.* Nach Prämedikation mit Atropin (o,o1 mg/kg KG) und Thalamonal (0,2 ml/kg KG) i.m. erhielten die Versuchstiere eine standardisierte Piritramid-Lachgasnarkose. Nach Anlegen eines peripheren venösen Zugangs wurden zur Narkoseeinleitung 0,7 mg/ kg KG Piritramid und 0,15 mg/kg KG Pancuroniumbromid injiziert. Nach endotrachealer Intubation wurden die Hunde mit Raumluft (F$_i$O$_2$ 0,21) kontrolliert mit einem Servo-Ventilator 900C[9] normoventiliert. Zur Erhaltung der Narkose wurden mit einer Infusionspumpe 1 mg/kg/h Piritramid und 0,08 mg/kg/h Pancuroniumbromid verabreicht.

Zur Sicherstellung kontrollierter Dilutionsbedingungen wurden die Versuchstiere 6–8 Wochen vor dem eigentlichen Versuch unter streng aseptischen Kautelen splenektomiert. Eine abgeschlossene Wundheilung und ein klinisch insgesamt unauffälliger Verlauf und Befund war die Voraussetzung zur Zulassung zum eigentlichen Versuch.

*Versuchsablauf.* Zum eigentlichen Versuch wurden die Hunde nach oben beschriebenem Verfahren anästhesiert und auf dem Rücken auf dem Operationstisch gelagert.

Zur Messung der hämodynamisch relevanten Parameter erhielten die Tiere einen über die V. jugularis eingelegten Venenkatheter (Messung des ZVD), einen über die V. jugularis eingelegten Swan-Ganz-Katheter (Messung von PAP, PCWP und CO) und einen von der A. femoralis in die Aorta descendens vorgeschobenen Katheter (Messung des p$_a$O$_2$). Aus den gemessenen Werten konnten die in Tabelle 5 aufgeführten Parameter errechnet werden.

Ferner wurden arterielle bzw. gemischt-venöse Proben zur Bestimmung von 2,3-DPG, pO$_{2(0,5)}$, Blutgasen, Elektrolyten, Hb, Hk, Pyruvat und Laktat entnommen.

Das zirkulierende Blutvolumen wurde in Übereinstimmung mit der einschlägigen Literatur auf ca. 80 ml/kg KG geschätzt [250, 255]. Unter kontrollierten Bedingungen wurde das ein-

---

9  Hersteller: Siemens AG, Postfach 3240, D-8520 Erlangen

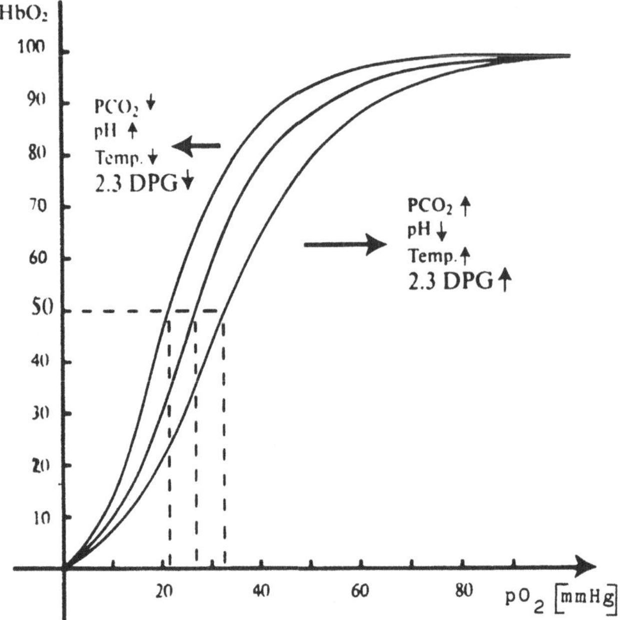



**Abb. 20.** Sauerstoffdissoziationskurve und ihre Beeinflussung durch $pCO_2$, pH, Temperatur und 2,3-DPG

fache, zirkulierende Blutvolumen entnommen und im Autotransfusionsgerät Haemonetics Cell Saver aufgefangen. Gleichzeitig wurde in dem Maße, wie Plasma durch die Zellseparation verworfen wird, hochmolekulares Dextran (Macrodex) zugeführt. In 3–5 Aufbereitungsgängen wurde das einfache Blutvolumen aufgearbeitet und als autologe Erythrozyten sofort retransfundiert. Das mittlere aufzuarbeitende Blutvolumen war 2100 ± 256,4 ml. Vor Entblutung sowie unmittelbar und 1h nach Abschluß der Retransfusion wurde Blut für die oben genannten Laborparameter abgenommen. Gleichzeitig wurden die hämodynamischen Parameter und die Gewebe-$pO_2$-Histogramme auf Skelettmuskel und Leber erfaßt.

*Messung von 2,3-DPG.* Nach dem von Ericson u. Verdier [74] beschriebenen Verfahren wird nach erfolgter Eiweißfällung mit Perchlorsäure das 2,3-DPG durch Phosphoglycerat-Mutase (PGM) gespalten und nach weiteren Reaktionsabläufen photometrisch gemessen.

Der Test ist als fertiges Kit von der Fa. Boehringer Mannheim zu beziehen. Der Normwert von gesunden Männern wurde mit 4,83 ± 0,15 mmol/l Erythrozytenvolumen gemessen.

*Messung des $pO_{2(0,5)}$.* Der Halbsättigungsdruck $pO_{2(0,5)}$, früher $p_{50}$ genannt, ist derjenige Sauerstoffpartialdruck, bei dem 50% des Hämoglobins in oxydierter Form vorliegen. Er markiert einen repräsentativen Punkt im steilen Schenkel der Sauerstoffdissoziationskurve, aus dem auf eine Links- oder Rechtsverschiebung der Kurve geschlossen werden kann. Eine Verschiebung der Kurve nach links bedeutet eine Zunahme, eine Verschiebung nach rechts eine Abnahme der Sauerstoffaffinität des Hämoglobins [196]. Neben dem 2,3-DPG-Gehalt sind Verschiebungen im Säure-Basen-Haushalt und der Temperatur für eine Verschiebung der $O_2$-Dissoziationskurve verantwortlich (Abb. 20).

Zur Bestimmung des Sauerstoffhalbsättigungsdrucks, $pO_{2(0,5)}$, wurde das von Müller-Plathe u. Müller-Plathe [197] angewandte und beschriebene Verfahren benutzt.

Heparinisiertes Vollblut wurde zunächst mit dem IL-Tonometer 237[10] 20 min bei 37 °C äquilibriert. Die Durchströmung der Probe erfolgte mit einem Gasgemisch, das sich exakt aus 0.044 1/1 O$_2$, etwa 0.056 1/1 CO$_2$ und etwa 0.90 1/1 N$_2$ zusammensetzte.

Unter Berücksichtigung des aktuellen Barometerstandes wird der pO$_2$ des Gasgemisches berechnet und auf pH 7,40 korrigiert. Aus der Sauerstoffsättigung, gemessen mit dem Radiometer CO-Oximeter OSM 2[11], und dem errechneten pO$_2$ kann der Halbsättigungsdruck entweder mit dem von Müller-Plathe [194] und Müller-Plathe u. Müller-Plathe [197] angegebenen Nomogramm oder mit folgender Formel bestimmt werden:

$$\log \mathrm{pO}_{2(0,5)} = \log \mathrm{pO}_{2\mathrm{eq.\,corr.}} - \frac{\log \dfrac{\mathrm{sO}_{2\mathrm{eq.}}}{1 - \mathrm{sO}_{2\mathrm{eq.}}}}{2,7}$$

Die Korrektur des pO$_{2(0,5)}$ auf BTPS-Bedingungen ist sehr wichtig, da die Werte ansonsten überhaupt keinen Vergleich zulassen. Die Elimination von Einflüssen durch Veränderungen von pH und Barometerstand ist zwingend.

*Messung des Gewebe-pO$_2$.* Die Messung von 2,3-DPG und pO$_{2(0,5)}$ kann in vitro und in vivo als Maß für die Lage der Sauerstoffdissoziationskurve und damit für die Versorgung des Gewebes mit Sauerstoff angesehen werden. Diese Messung des Sauerstoffpartialdrucks direkt an der Zelle gibt aber erst letztlich Aufschluß über die Sauerstoffversorgung im Gewebe einzelner Organe.

Die Messung des Gewebe-pO$_2$ erfolgte mit der von Kessler u. Lübbers [133] beschriebenen Mehrdrahtoberflächenelektrode. Hierbei wird auf der Oberfläche des Organs (Leber bzw. Skelettmuskel) eine „Repräsentativumfrage" nach dem zellulären pO$_2$ durchgeführt und diese letztlich, automatisch ausgewertet, als Gauss-Verteilungskurve dargestellt. Aus der Verteilung kann der mittlere Gewebe-pO$_2$ ermittelt werden, die gesamten Einzelmeßwerte werden, den entsprechenden Gruppen zugeordnet, als sog. Histogramm dargestellt.

### 4.2.2 Ergebnisse

Zunächst wurde in frisch von Versuchshunden entnommenen Erythrozytenkonzentraten über einen Lagerungszeitraum von 21 Tagen der 2,3-DPG-Gehalt nach der oben beschriebenen Methode gemessen. Die 2,3-DPG-Ausgangswerte lagen mit 5,32 ± 0,67 mmol/l Erythrozyten deutlich über den für den Menschen angegebenen Mittelwerten (4,83 ± 0,15 mmol/l Erythrozyten). Während des Beobachtungszeitraums fiel der 2,3-DPG-Wert bis auf 2,31 ± 1,05 mmol/l Erythrozyten ab, d. h. auf 43,4% des Ausgangswertes. Der Verlust an intraerythrozytärem 2,3-DPG war also deutlich geringer, als dies für menschliche Erythrozyten gemessen worden war [74] (Abb. 21).

Trotzdem war in durchschnittlich 19,6 ± 1,65 Tage gelagerten Erythrozytenkonzentraten mit einem mittleren 2,3-DPG-Gehalt von 1,24 ± 0,71 mmol/l Erythrozyten der Halbsättigungsdruck pO$_{2(0,5)}$ auf 8,95 ± 3,13 mmHg abgefallen (Tabelle 6). Der Normwert für frisches Blut betrug dagegen 23,25 ± 1,60 mmHg.

---

10    Instrumentation Laboratory GmbH, Kleinstraße 14, D-5303 Hersel
11    Radiometer Deutschland, Postfach 1367/1368, D-4150 Krefeld

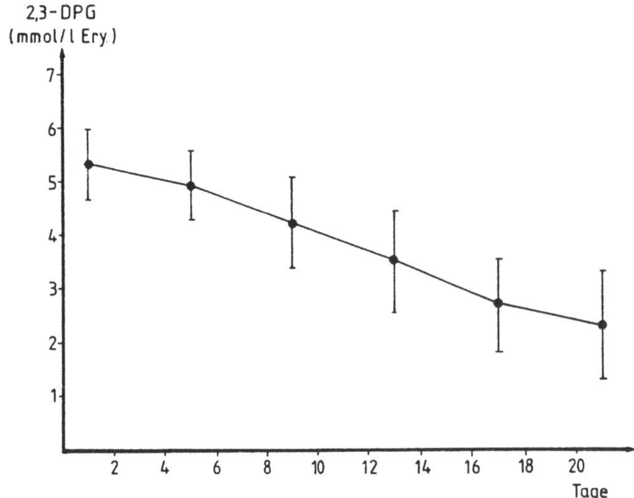

Abb. 21. Intraerythrozytärer 2,3-DPG-Gehalt in homologen Erythrozytenkonzentration vom Hund, gelagert über 21 Tage (n = 12)

Tabelle 6. 2,3-DPG-Gehalt und Halbsättigungsdruck $(pO_{2(0,5)})$ von 19,6 ± 1,65 Tage gelagerten Erythrozytenkonzentraten vom Hund (n = 10)

| Nummer | Alter [Tage] | 2,3-DPG [mmol/l Ery.] | $pO_{2(0,5)}$ [mmHg] |
|---|---|---|---|
| 1 | 19 | 0,60 | – |
| 2 | 19 | 1,26 | – |
| 3 | 17 | 0,84 | 14,22 |
| 4 | 23 | 1,37 | – |
| 5 | 21 | 1,94 | 6,31 |
| 6 | 21 | 1,99 | – |
| 7 | 19 | 0,87 | 8,26 |
| 8 | 19 | 2,51 | 6,95 |
| 9 | 19 | 0,58 | 8,99 |
| 10 | 19 | 0,43 | – |
| $\bar{x}$ | 19,6 | 1,24 | 8,95 |
| s | ±1,65 | ±0,71 | ±3,13 |

Im Vergleich zu den In-Vitro-Bestimmungen von 2,3-DPG und $pO_{2(0,5)}$ in gelagertem homologen Erythrozytenkonzentrat vom Hund wurden dieselben Parameter in 23 gewaschenen, autologen Erythrozytenkonzentraten überprüft, die im Rahmen der tierexperimentellen Studie durch Entblutung der Hunde gewonnen worden waren (Tabelle 7).

Während des Versuchsablaufs wurden alle In-vivo-Parameter an 3 festgelegten Zeitpunkten gemessen: Vor der Autotransfusion und Entnahme des Blutes („prä"), unmittelbar nach Beendigung der Autotransfusion („post 1") sowie eine Stunde später („post 2").

Während des Autotransfusionsvorgangs(von „prä" bis „post 1") blieben die Füllungsdrucke für das rechte (CVP) und für das linke Herz (PCWP) nahezu unverändert (Abb. 22). Dies war

**Tabelle 7.** Hämoglobin, Hämatokrit, 2,3-DPG-Gehalt, Halbsättigungsdruck, freies Hämoglobin und Zellzahlen in gewaschenen, autologen Erythrozytenkonzentraten vom Hund (n = 23)

| Nummer | Hb [g/dl] | Hk [%] | 2,3-DPG [mmol/l E.] | pO$_{2(0,5)}$ [mmHg] | Freies Hb [mg%] | Erythrozyten [× 10$^6$/ mm$^3$] | Leukozyten [/mm$^3$] | Thrombozyten [/mm$^3$] |
|---|---|---|---|---|---|---|---|---|
| 1 | 19,8 | 64 | – | – | 291 | – | – | – |
| 2 | 22,2 | 73 | 7,28 | 26,95 | 143 | – | – | – |
| 3 | 20,5 | 64 | – | – | 22 | – | – | – |
| 4 | 20,2 | 65 | – | 23,92 | 173 | – | – | – |
| 5 | 19,6 | 54 | 6,74 | 24,69 | 96 | 8,8 | 25 800 | 97 000 |
| 6 | 23,6 | 68 | 6,19 | – | 149 | 10,7 | 28 600 | 80 000 |
| 7 | 16,5 | 49 | 5,93 | 24,22 | 65 | 7,0 | 23 000 | 124 000 |
| 8 | 23,9 | 70 | 5,82 | 22,34 | 41 | 9,9 | 22 500 | 45 000 |
| 9 | 23,7 | 70 | 6,75 | 22,67 | 47 | 10,0 | 23 900 | 108 000 |
| 10 | 22,5 | 67 | 6,31 | 22,94 | 45 | 9,5 | 22 600 | 42 000 |
| 11 | 22,9 | 64 | 7,05 | 24,33 | 28 | 9,5 | 22 000 | 43 000 |
| 12 | 19,2 | 56 | – | 22,63 | 27 | 5,7 | 22 900 | 52 000 |
| 13 | 18,0 | 53 | 6,79 | 21,41 | 21 | 7,8 | 24 000 | 46 000 |
| 14 | 12,2 | 36 | 7,65 | 26,35 | 24 | 5,0 | 14 600 | 70 000 |
| 15 | 22,0 | 64 | 6,27 | 24,19 | 34 | 9,1 | 14 000 | 40 000 |
| 16 | 21,2 | 62 | 5,80 | 20,63 | 34 | 9,4 | 13 700 | 42 000 |
| 17 | 20,3 | 59 | 6,28 | 21,38 | 27 | 8,8 | 12 700 | 42 000 |
| 18 | 20,5 | 55 | 6,19 | 21,60 | 28 | 8,7 | 12 000 | 50 000 |
| 19 | 18,6 | 52 | 6,21 | 22,42 | 32 | 8,0 | 12 000 | 46 000 |
| 20 | 22,6 | 64 | 7,15 | 22,68 | 34 | 9,9 | 15 800 | 53 000 |
| 21 | 20,2 | 59 | 6,72 | 23,30 | 26 | 8,7 | 14 900 | 99 000 |
| 22 | 19,5 | 57 | 6,96 | 22,55 | 42 | 8,9 | 15 200 | 42 000 |
| 23 | 19,8 | 57 | 6,73 | 23,84 | 22,1 | 8,8 | 16 400 | 63 000 |
| x̄ | 20,4 | 60,1 | 6,57 | 23,25 | 63,0 | 8,64 | 18 860 | 63 320 |
| s | ±2,6 | ±8,3 | ±0,51 | ±1,60 | ±66,4 | +1,44 | ±5 209 | ±26 400 |

zurückzuführen auf das Bemühen, stets isovolämische Bedingungen zu halten. Dementsprechend sind auch die Veränderungen des arteriellen und des pulmonalarteriellen Druckes (Abb. 23 und 24), der Herzfrequenz (Abb. 25) sowie der systematischen und pulmonalen Gefäßwiderstände (Abb. 26) gering.

Um während der Entblutungsphase isovolämische Bedingungen zu erhalten, mußten in dieser Phase im gleichen Ausmaß wie Blut entnommen wurde, Plasmaersatzlösungen (hochmolekulares Dextran) zugeführt werden. Diese isovolämische Hämodilution führte zu einem Abfall von Hämoglobin und Hämatokrit (Abb. 27), andererseits könnte dies aber auch den vorübergehenden Anstieg des Cardiac index infolge Verringerung der Blutviskosität begründen (Abb. 28).

Daß insgesamt während des Versuchsablaufs eine volumenbedingte Mikrozirkulationsstörung nicht vorlag, geht auch aus der Volumenbilanzierung hervor. Neben dem partiellen, durch die Autotransfusion bedingten Plasmaaustausch durch hochmolekulares Dextran erhielten die Versuchstiere über eine Infusionspumpe 300 ml/h kristalloider Flüssigkeit, die Stundendiurese nahm während des Versuchs sogar deutlich zu (Abb. 29).

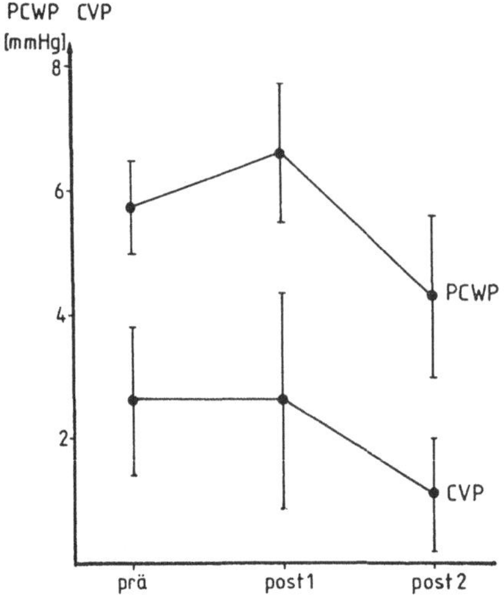



**Abb. 22.** Füllungsdrucke des rechten (*CVP*) und des linken (*PCWP*) Herzens während Autotransfusion am Hund (n = 7)

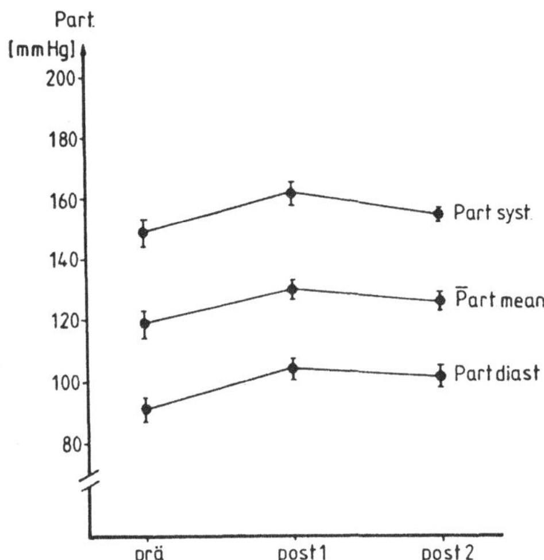



**Abb. 23.** Arterieller Druck während Autotransfusion am Hund (n = 7)

Auch die arteriellen und die gemischt-venösen Blutgase unterlagen während des gesamten Versuchs nur minimalen Veränderungen (Abb. 30).

Serumnatrium und Serumkalium blieben über den gesamten Beobachtungszeitraum konstant, hingegen wurde ein Chloridanstieg beobachtet, der auf die Zufuhr von NaCl 0,9% (154 mmol/l $Cl^-$) im gewaschenen Erythrozytenkonzentrat und in Macrodex zurückzuführen sein könnte (Abb. 31).

Wie aus obigen Befunden hervorgeht, haben nennenswerte hämodynamische Veränderungen während des gesamten Versuchsablaufs nicht stattgefunden. Das 2,3-Diphosphoglycerat (2,3-DPG) in den Erythrozyten der Versuchstiere wurde vor Beginn der Autotransfusion mit 6,62 ± 0,79 mmol/l Erythrozyten gemessen, umittelbar nach Autotransfusion betrug der Wert 6,54 ± 0,8 mmol/l und 1 h später 7,14 ± 0,91 mmol/l (Abb. 32). Diese Veränderungen waren statistisch nicht signifikant.

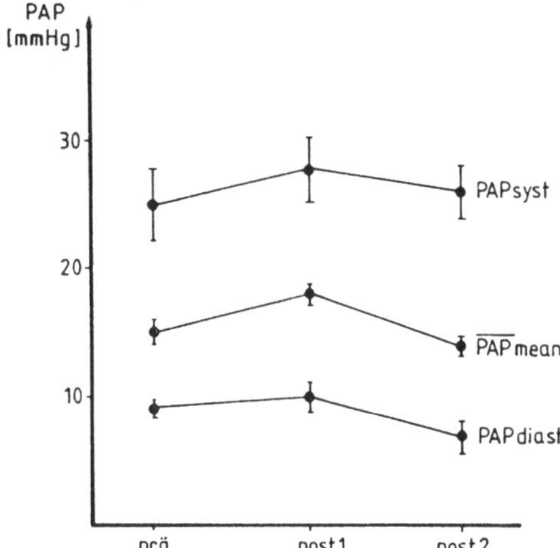


**Abb. 24.** Pulmonalarterieller Druck während
Autotransfusion am Hund (n = 7)

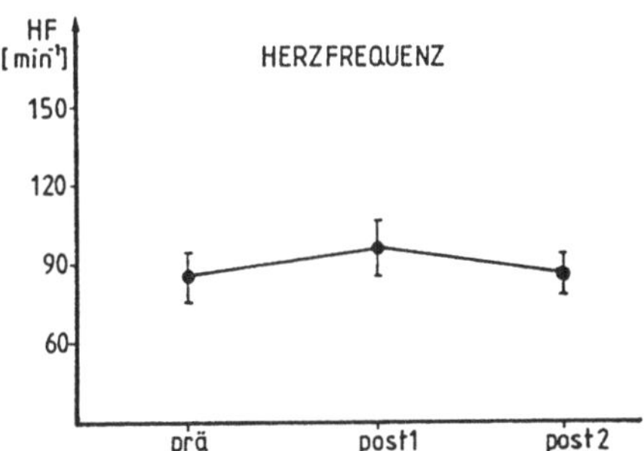


**Abb. 25.** Herzfrequenz (*HF*) während Autotransfusion am Hund (n = 7)

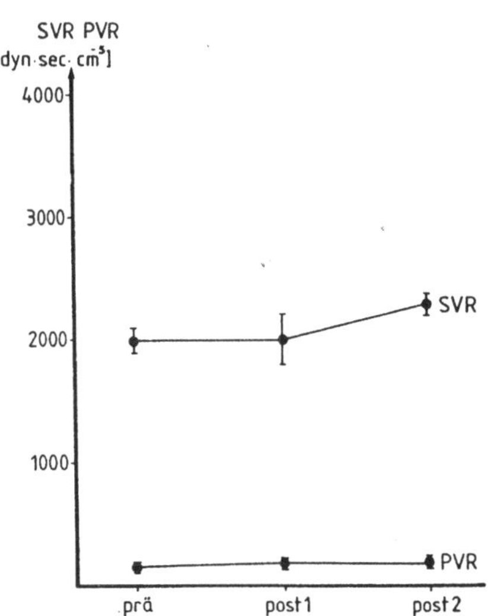


**Abb. 26.** Systemischer (*SVR*) und pulmonaler (*PVR*)
Gefäßwiderstand während Autotransfusion am Hund
(n = 7)

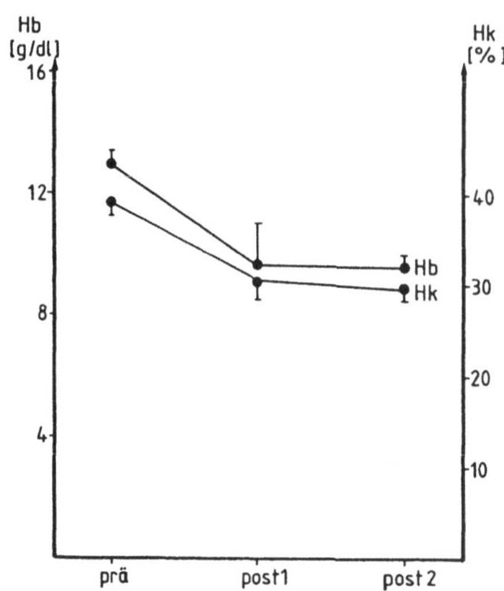

**Abb. 27.** Hämoglobin (*Hb*) und Hämatokrit (*Hk*) während Autotransfusion am Hund (n = 7)

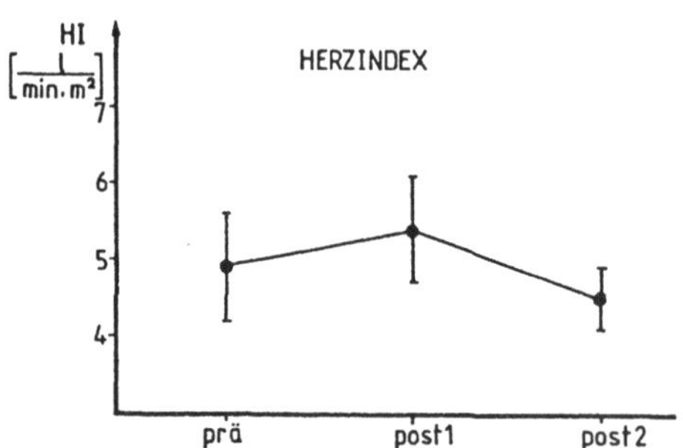

**Abb. 28.** Cardiac index während Autotransfusion am Hund (n = 7)

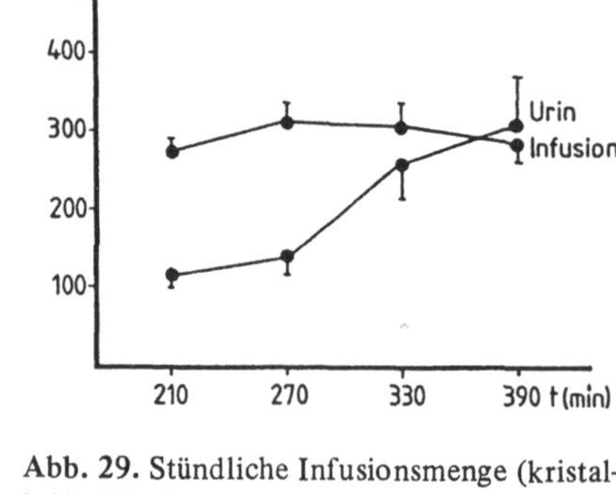

**Abb. 29.** Stündliche Infusionsmenge (kristalloide Flüssigkeit) und Urinportion während Autotransfusion am Hund (n = 7)

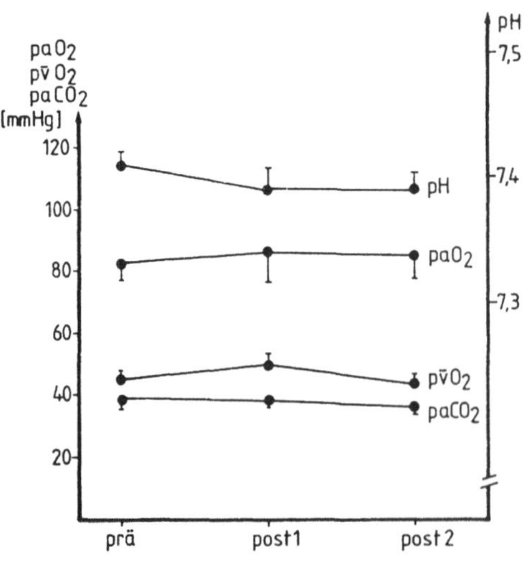

**Abb. 30.** Arterielle und gemischt-venöse Blutgase während Autotransfusion am Hund (n = 7)

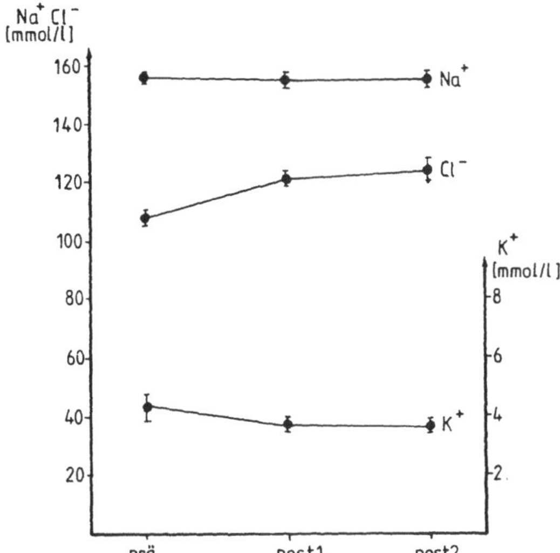

Abb. 31. Serumelektrolyte (Natrium, Kalium und Chlorid) während Autotransfusion am Hund (n = 7)

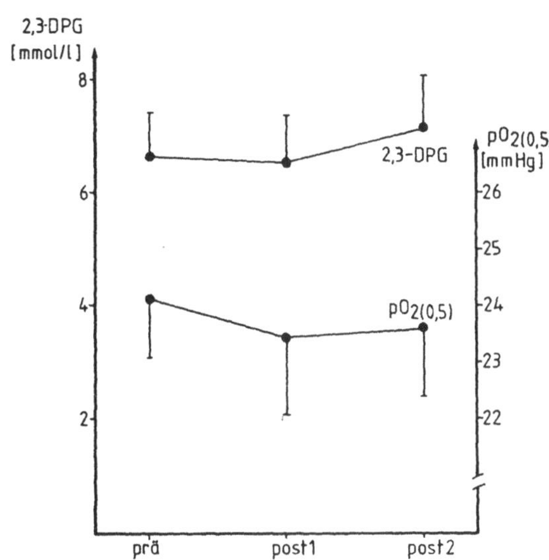

Abb. 32. 2,3-Diphosphoglycerat und Halbsättigungsdruck während Autotransfusion am Hund (n = 7)

Auch die Veränderungen des korrigierten Halbsättigungsdrucks, pO$_{2(0,5)}$ waren mit mittleren Werten zwischen 23,41 und 24,11 mmHg nicht signifikant (Abb. 32).

Der Anteil freien Hämoglobins im Serum war vor Versuchsbeginn mit 87,1 b 46,50 mg% im oberen Normbereich, nach Beendigung der Autotransfusion war er auf 39,4 ± 38,6 mg% und 1 h später auf 29,6 ± 16,7 mg% abgesunken (Abb. 33). Die Veränderungen waren signifikant (p ⩽ 0,01 bzw. p ⩽ 0,05).

Die Messung des Sauerstoffpartialdrucks im Gewebe (Gewebe-pO$_2$-Histogramme) gibt letztlich erst Aufschluß über die Sauerstoffverfügbarkeit am Erfolgsorgan.

Vor Beginn der Autotransfusion war der mittlere Gewebe-pO$_2$ auf der Leber 24,0 ± 3,2 mmHg (Abb. 34) und auf dem Skelettmuskel 30,6 ± 3,7 mmHg (Abb. 35). Unmittelbar nach

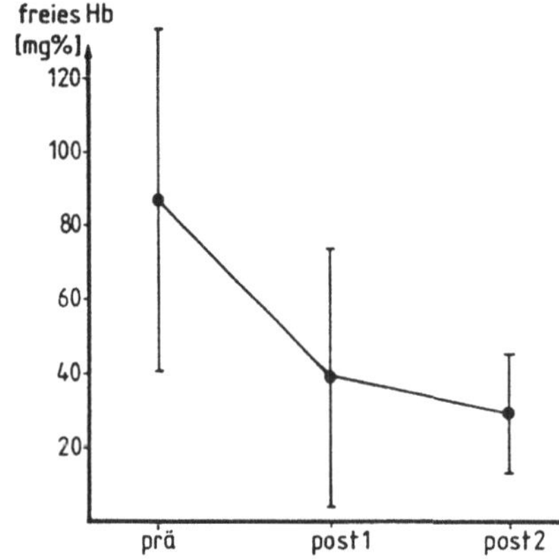

**Abb. 33.** Freies Hämoglobin im Serum während Autotransfusion am Hund (n = 7)

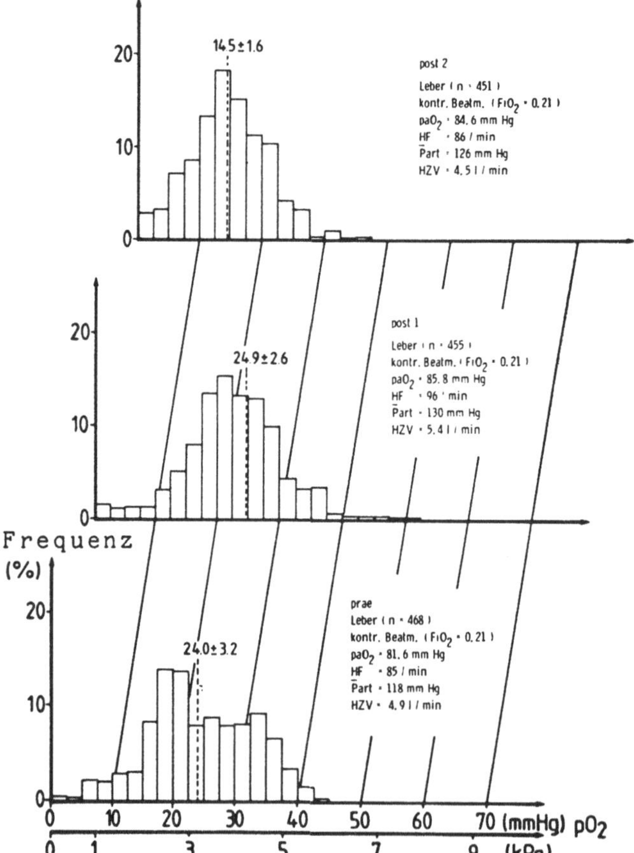



**Abb. 34.** Zusammengefaßte Gewebe-pO₂-Histogramme vor, unmittelbar nach („post 1") und 1 h nach („post 2") Autotransfusion am Hund, gemessen auf der Leber (n = 7)

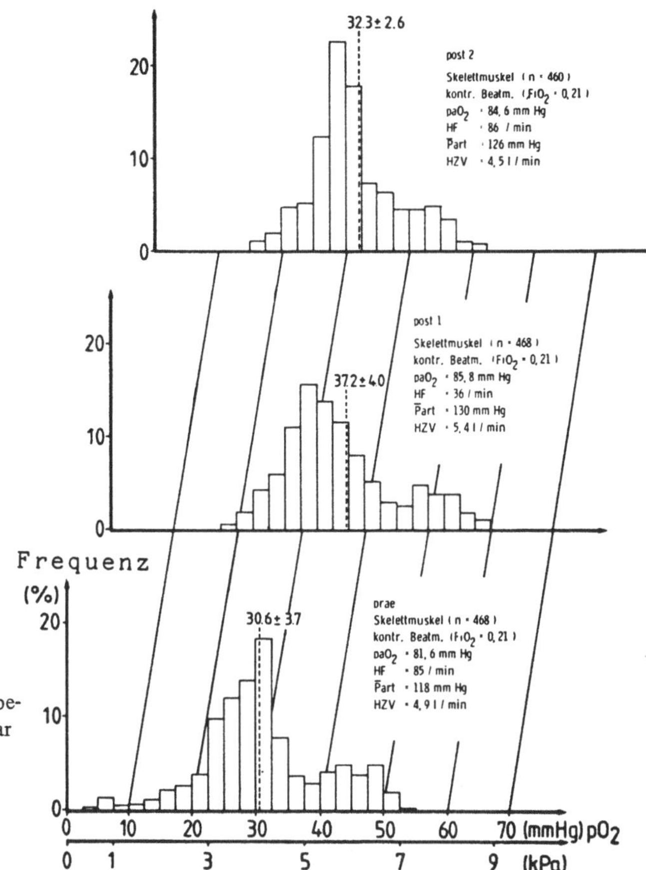



**Abb. 35.** Zusammengefaßte Gewebe-pO$_2$-Histogramme vor, unmittelbar nach („post 1") und 1 h nach („post 2") Autotransfusion am Hund, gemessen auf dem Skelettmuskel (n = 7)

Autotransfusion wurden auf der Leber 24,9 ± 2,6 mmHg und auf dem Skelettmuskel 37,2 ± 4,0 mmHg gemessen. Eine Stunde nach Beendigung der Autotransfusion war der mittlere Gewebe-pO$_2$ auf der Leber auf 14,5 ± 1,6 mmHg abgefallen, auf dem Skelettmuskel betrug er 32,3 ± 2,6 mmHg.

# 5 Klinische Untersuchungen zur Anwendung der intraoperativen Autotransfusion in der operativen Medizin

Die Problematik der Übertragbarkeit tierexperimenteller Untersuchungsergebnisse auf den Menschen ist bekannt. Deswegen wurden die folgenden Studien, die während größerer orthopädischer Operationen ohne Beeinträchtigung des Patienten durchgeführt werden konnten, auch am Patienten nach Einholung des „informed consent" vorgenommen.

## 5.1 Untersuchungen zur Morphologie autologer Erythrozyten

Der Blutaustritt aus dem Intravasalraum, der Aufenthalt im Operationsgebiet und schließlich der Aufsaug- und Aufarbeitungsvorgang im Autotransfusionsgerät lassen eine erhebliche mechanische und vielleicht chemische Alteration der autologen Erythrozyten erwarten.

### 5.1.1 Material und Methodik

*Patienten und durchgeführte Operationen.* Die Untersuchungen wurden an autologen Erythrozyten von 5 Patienten, die sich einer Implantation einer Totalendoprothese des Hüftgelenks unterziehen mußten (mittleres Alter $52^3/_{12} \pm 8^4/_{12}$ Jahre), durchgeführt. Zu den folgenden Zeitpunkten wurden Proben aus dem Patienten bzw. aus dem Autotransfusionsgerät (Haemonetics Cell Saver) entnommen:

*1. Probe:* Vom Patienten nach Operationsbeginn vor Beginn der intraoperativen Autotransfusion (IAT).

*2. Probe:* Aus dem Kardiotomiereservoir, d. h. unmittelbar nach dem Absaugvorgang und bereits erfolgter Antikoagulation.

*3. Probe:* Aus dem Retransfusionsbeutel, d. h. nach der Zentrifugation mit Separation und Waschen der Erythrozyten.

*4. Probe:* Nach Durchlaufen des Mikrotransfusionsfilters Biotest MF 10 B[12], d. h. unmittelbar vor Retransfusion zum Patienten.

Zum Vergleich wurden 5 Proben von 15 Tagen alte homologen Erythrozytenkonzentraten untersucht.

---

12  Hersteller: Biotest Pharma GmbH & Co KG, Flughafenstraße 4, D-6000 Frankfurt

*Anfertigung rasterelektronenmikroskopischer Aufnahmen.* Für die rasterelektronenmikroskopischen Untersuchungen wurden die Erythrozyten nach der von Reimer u. Pfefferkorn [221] angegebenen Methode aufgearbeitet. Nach Absorption auf ein Millipore-Filterpapier wurden sie 1h bei 4°C in Karnovskys Glutaraldehyd fixiert, anschließend in 0,1 m Cacodylatpuffer (pH 7,4) gewaschen und nach 1stündiger Nachfixation in 1,33%igem Osmiumtetroxid in aufsteigender Äthanolreihe (30 bis 100%) entwässert.

Nach kritischer Punkttrocknung über $CO_2$ wurden die Erythrozyten in der Balzer-Sputter-Anlage SCG 030[13] mit Gold bedampft und im Rasterelektronenmikroskop Hitachi E450 bei 20 kV und einem Kippwinkel von 30–45° untersucht.


## 5.1.2 Ergebnisse

Im nativen Patientenblut (Abb. 36) fanden sich fast ausnahmslos normal konfigurierte Erythrozyten mit weitgehend erhaltener, bikonkaver Diskusform, gelegentlich waren kleine Membranprotuberanzen zu beobachten.

Während stärker deformierte Zellen nicht zu sehen waren, zeigten sich innerhalb des Materials Komponenten, die sich nach der Präparation als fibrillär-granuläre Strukturen auf dem Untergrund (Filterpapier) sowie auf der Zelloberfläche ablagerten.

Die Probe aus dem Kardiotomiereservoir (Abb. 37) zeigt die Erythrozyten nach der ersten größeren mechanischen Beanspruchung, dem Absaugvorgang.

Es fanden sich in der Mehrzahl geringgradig alterierte Zellen mit Ausstülpungen und Faltungen. Selten waren normal strukturierte, diskusförmige Erythrozyten zu sehen. Unverändert auffällig war die fibrillär-granuläre Matrix.

Nach dem Waschvorgang und Hochpumpen in den Retransfusionsbeutel war der überwiegende Anteil der Erythrozyten erheblich alteriert, abgeflacht und mit großen Ausstülpungen und Faltungen versehen (Abb. 38).

Neben den vereinzelt nachweisbaren fibrillär-granulären Strukturen fiel besonders die große Zahl von Membrantrümmern auf. Offensichtlich stammten diese Membrantrümmer von Erythrozyten, die während des Aufarbeitungsvorgangs durch Hämolyse zugrunde gegangen waren.

Nach Passage eines Mikrotransfusionsfilters (Biotest MF 10B) zeigten die Erythrozyten nur noch mäßige Deformationen, zum Teil waren sie länglich geformt, zum Teil völlig unauffällig (Abb. 39).

Die fibirllär-granuläre Matrix war nahezu vollständig eliminiert, Membrantrümmer konnten nicht mehr gesehen werden.

Die zum Vergleich untersuchten homologen Erythrozyten aus 15 Tage abgelagerten Erythrozytenkonzentraten zeigten insgesamt erhebliche Alterationen (Abb. 40). Bikonkave, diskusförmige Erythrozyten konnten nicht gefunden werden, stattdessen reichte die Formenvielfalt von rundlichen, leicht aufgeblähten Zellen über solche mit mehr oder weniger ausgeprägten Protuberanzen bis hin zu typischen Stechapfelformen. Auch diese Erythrozyten waren von einer heterogenen, fibrillär-granulären Matrix umgeben.

---

13    Herstellung und Vertrieb: Balzer Union, Fürstentum Liechtenstein

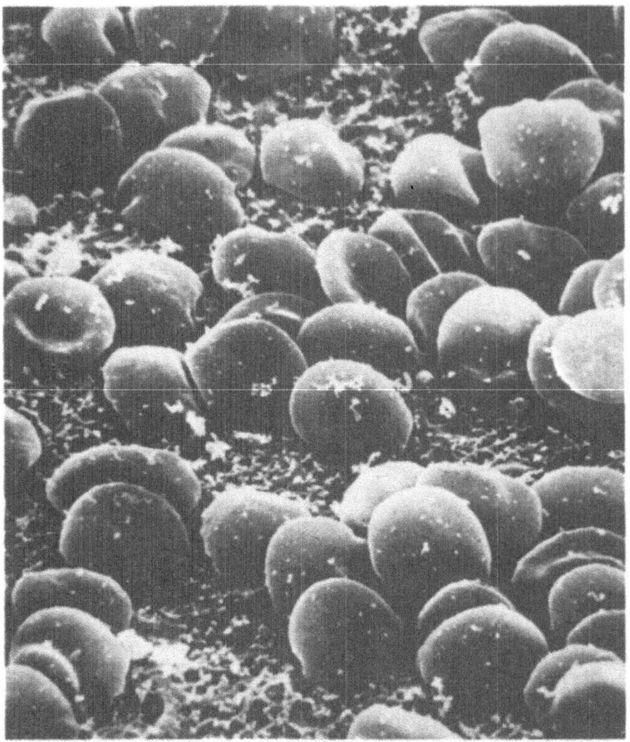

**Abb. 36.** Rasterelektronenoptische Aufnahme von autologen Erythrozyten vor Beginn der Autotransfusion

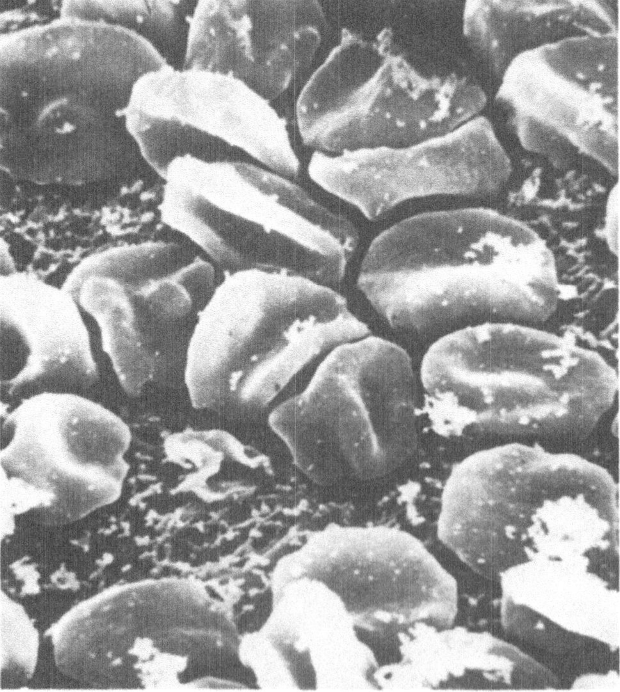

**Abb. 37.** Rasterelektronenoptische Aufnahme von autologen Erythrozyten aus dem Kardiotomiereservoir

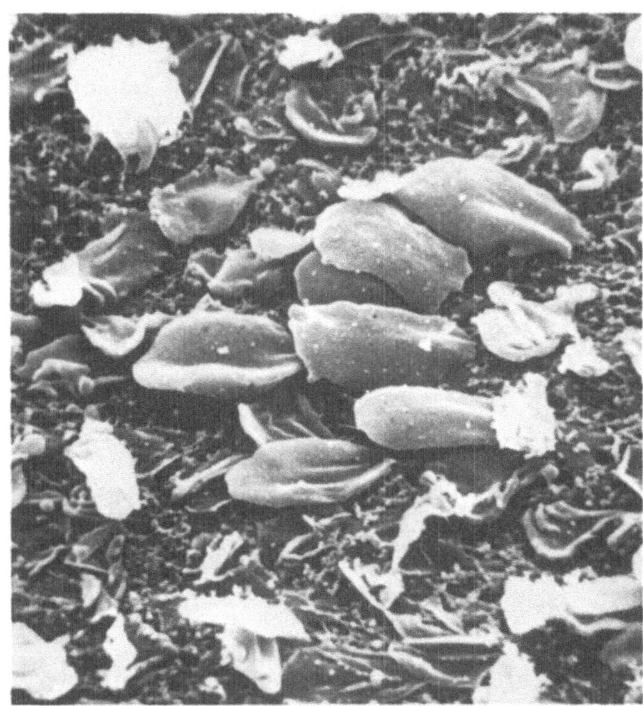

**Abb. 38.** Rasterelektronenoptische Aufnahme von autologen Erythrozyten aus dem
Retransfusionsbeutel

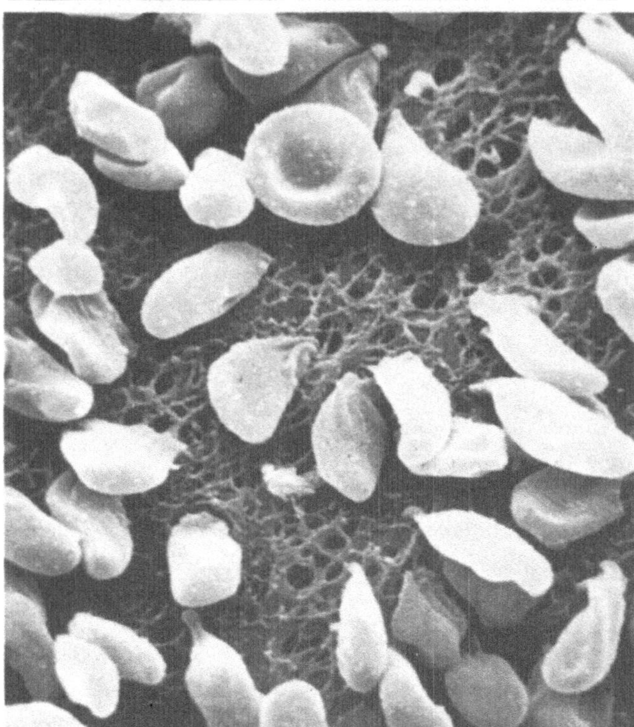

**Abb. 39.** Rasterelektronenoptische Aufnahme von autologen Erythrozyten nach
Mikrofiltration

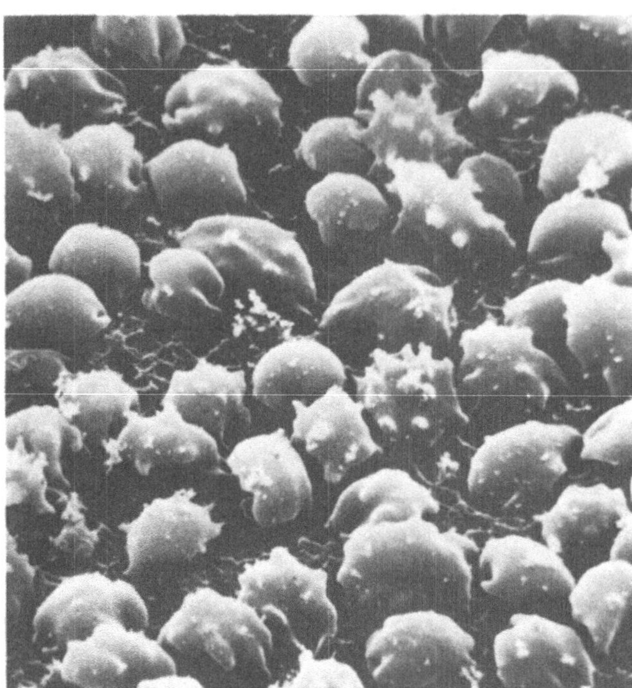

**Abb. 40.** Rasterelektronenoptische Aufnahme von autologen Erythrozyten aus 15 Tage
gelagerten Erythrozytenkonzentraten

## 5.2 Beseitigung des Antikoagulans aus dem gewonnenen Eigenblut

Bei der Verwendung der Autotransfusionssysteme ohne Aufarbeitung des Eigenblutes (Bentley-ATS, Sorenson-Einheit oder Solcotrans) wird das Antikoagulans (Natriumzitrat, ACD- oder
CPD-Stabilisator) dem Patienten in vollem Umfang retransfundiert.

Wird dagegen ein Autotransfusionsgerät, in dem die Erythrozyten separiert und gewaschen
werden, eingesetzt (Haemonetics Cell Saver oder Dideco Autotrans), so wird die Antikoagulation in der Regel mit Heparin vorgenommen. Zahlreiche Autoren gehen davon aus, daß das
zugeführte Heparin durch den Waschvorgang eliminiert wird [10, 42, 72, 85, 168, 187, 204,
244].

### 5.2.1 Material und Methodik

*Patienten und durchgeführte Operationen.* Von 13 Patienten (mittleres Alter 55 ± 7 Jahre),
die sich der Implantation einer Totalendoprothese des Hüftgelenks unterziehen mußten, wurden während der Autotransfusion Proben zur Heparinbestimmung entnommen.

Untersucht wurden Proben der überfließenden Waschlösung von 13 Blutaufbereitungen.
Da die überfließende Waschlösung bei Beginn des Waschvorgangs einen hohen Anteil an freiem Hämoglobin enthielt und hierdurch der hochempfindliche Heparintest verfälscht wurde,
wurden ausschließlich Proben nach einem Durchfluß von jeweils 700, 800, 900 bzw. 1000 ml
untersucht.

**Tabelle 8.** Heparinmengen in der überfließenden Waschlösung bei intraoperativer Autotransfusion

| | Nach einem Waschvorgang mit NaCl 0,9% | | | |
| --- | --- | --- | --- | --- |
| | 700 ml | 800 ml | 900 ml | 1000 ml |
| Gesamtzahl der untersuchten Proben | 13 | 13 | 13 | 13 |
| Heparinkonzentration < 0,01 I.E./ml | 6 | 7 | 8 | 11 |
| Durchschnittliche Heparinkonzentration (I.E./ml) | 0,05 ± 0,07 | 0,03 ± 0,04 | 0,01 ± 0,01 | |
| Maximale Heparinkonzentration (I.E./ml) | 0,20 | 0,12 | 0,04 | 0,02 |

**Tabelle 9.** Heparinmengen im autologen Erythrozytenkonzentrat bei intraoperativer Autotransfusion

| | |
| --- | --- |
| Gesamtzahl der untersuchten Proben | 32 |
| Heparinkonzentration < 0,01 I.E./ml | 15 |
| Durchschnittliche Heparinkonzentration (I.E./ml) | 0,18 ± 0,21 |
| Maximale Heparinkonzentration (I.E./ml) | 0,50 |

Außerdem wurde von insgesamt 32 retransfusionsbereiten, autologen Erythrozytenkonzentraten eine Probe zur Heparinbestimmung entnommen. Zur Abtrennung der in Kochsalzlösung aufgeschwemmten Erythrozyten wurden die Proben 10 min bei 3000 UPM zentrifugiert. 1 ml des abpipettierten Überstandes wurde zur Heparinanalyse benötigt.

*Messung der Heparinaktivität.* Zur Anwendung kam der sehr empfindliche Heparinassay nach Yin et al. [287]. In Anwesenheit geringster Heparinmengen wird der aktivierte Gerinnungsfaktor X (F. Xa) neutralisiert. Durch Zusatz der Heparin enthaltenden Lösung zu normalem Humanplasma und bovinem Faktor Xa sowie durch anschließende Bestimmung der Gerinnungszeit (clotting time) läßt sich an Hand einer zuvor angefertigten Eichkurve die Heparinkonzentration in I. E./ml ablesen. Der Test war auf einen Empfindlichkeitsbereich von 0,01 – 1,0 I.E./ml Heparin eingestellt.

## 5.2.2 Ergebnisse

Nach Anwendung von 700 ml Waschlösung war bei 6 von insgesamt 14 Proben die Heparinaktivität unterhalb der Nachweisgrenze, d. h. weniger als 0,01 I.E./ml Heparin (Tabelle 8).

Nach 800 ml Durchfluß waren es 7, nach 900 ml 8, und nach 1000 ml Waschlösung waren es 11 von 13 Proben, in denen kein Heparin nachgewiesen werden konnte.

Bei der Untersuchung der 32 autologen, gewaschenen Erythrozytenkonzentrate lag der Heparinanteil in 15 Fällen unterhalb der Nachweisgrenze (Tabelle 9). Im Durchschnitt wurden 0,180 ± 0,208 I.E./ml Heparin nachgewiesen. Der höchste gemessene Wert in einem autologen Erythrozytenkonzentrat war 0,50 I.E./ml Heparin. Unterstellt man für das autologe Erythrozytenkonzentrat einen mittleren Hämatokrit zwischen 50 und 60% [212], errechnet sich für dieses Erythrozytenkonzentrat ein Heparinanteil von insgesamt ca. 60 I.E.

## 5.3 Blutchemische Untersuchungen während der Aufbereitung autologer Erythrozytenkonzentrate

### 5.3.1 Material und Methodik

*Patienten und durchgeführte Operationen.* Während 28 großer orthopädischer Operationen (Skolioseoperationen mit dem Harrington-Instrumentarium, mittleres Alter 13 ± 4 Jahre, und Hüftprothesenwechsel, mittleres Alter 68 ± 7 Jahre) wurden aus dem Kardiotomiereservoir sowie nach erfolgter Aufarbeitung aus dem Retransfusionsbeutel Proben für laborchemische Untersuchungen entnommen. Bei allen Proben wurden der Hämoglobingehalt, der Hämatokrit, Triglyzeridgehalt, Natrium- und Kaliumkonzentration sowie die Aktivität von SGOT und LDH analysiert. Aus dem hämolytischen Plasma, das während der Zellseparation in den Abfallbeutel überfließt, wurde in 8 Fällen eine Probe für die Bestimmung der genannten Laborparameter mit Ausnahme der Hb- und Hk-Bestimmungen entnommen. Zusätzlich wurde in allen Proben der Anteil an freiem Hämoglobin direkt gemessen.

*Messung von Hb, Hk und Triglyzeriden.* Die vergleichenden Hämoglobin- und Hämatokritbestimmungen sind ein Maß für die Hämokonzentration während der Aufarbeitung, die Triglyzeridbestimmung gibt Aufschluß über die Eliminationsfähigkeit von Fettpartikeln (z. B. aus der Knochenmarkhöhle) während der Aufarbeitung.

Der Hämoglobingehalt wurde nach der Hämoglobin-Cyanid-Methode, der Hämatokrit mittels einer Mikrohämatokritzentrifuge bestimmt. Die Triglyzeridanalysen wurden mit dem SMAC-20 Kanal-Analyzer[14] vorgenommen. Die Triglyzeridkonzentration wird vollenzymatisch mit Leerwertkorrektur gemessen.

*Messung von $N^+$, $K^+$, SGOT, LDH und freiem Hb.* Das Ausmaß der durch den Aufarbeitungsvorgang provozierten und durch den Waschvorgang erwartungsgemäß deutlich reduzierten Hämolyse wurde durch die Analyse des Kaliumgehalts, der intrazellulär lokalisierten, bei Zellschädigung freigesetzten Enzyme SGOT und LDH sowie durch die direkte Messung des freien Hämoglobins bestimmt.

Die Messung der Elektrolytkonzentrationen und der Enzymaktivitäten wurde ebenfalls mit dem SMAC-20 Kanal-Analyzer vorgenommen. Die Zusammensetzung des extrazellulären Mediums ist jedoch nach dem Waschvorgang nicht mehr physiologisch, sondern die autologen Erythrozyten sind in physiologischer Kochsalzlösung aufgeschwemmt. Daher konnten einige Proben von autologen Erythrozytenkonzentraten wegen ihrer veränderten Fließeigenschaften nicht mehr mit dem SMAC-20 Kanal-Analyzer untersucht werden. In diesen Fällen erfolgten die Elektrolytbestimmungen mit dem Flammenphotometer Klima[15]. Die SGOT- und LDH-Aktivitäten wurden dann enzymatisch mit dem Gemeni-Zentrifugalanalyzer[16] gemessen.

*Statistik.* Die Differenzen der aus Reservoir- und Konzentratproben laborchemisch ermittelten Ergebnisse sollten statistisch abgesichert werden. Aufgrund der klaren Ergebnisse und der von vornherein gegebenen Unterschiedlichkeit des untersuchten Materials (vor bzw. nach

---

14  Hersteller und Vertrieb: Fa. Technicon, D-6368 Bad Vilbel
15  Hersteller und Vertrieb: Fa. Beckmann, D-8000 München
16  Hersteller und Vertrieb: Fa. Electro Nucleonics, D-7000 Stuttgart

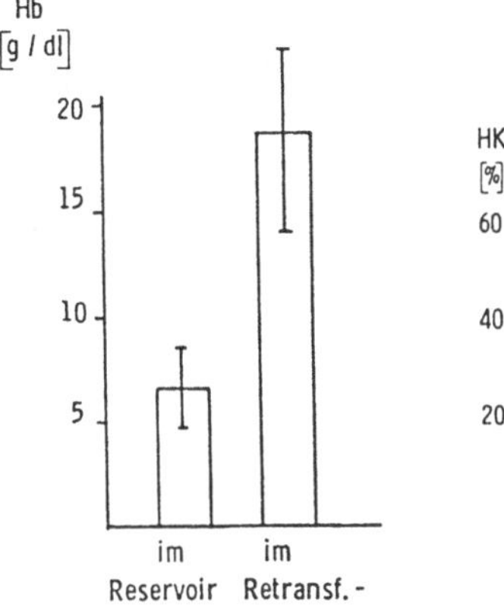



**Abb. 41.** Hämoglobin- und Hämatokritwerte im Auffangreservoir (vor dem Aufarbeitungsvorgang) und im Retransfusionsbeutel (nach erfolgter Aufarbeitung (n = 28)

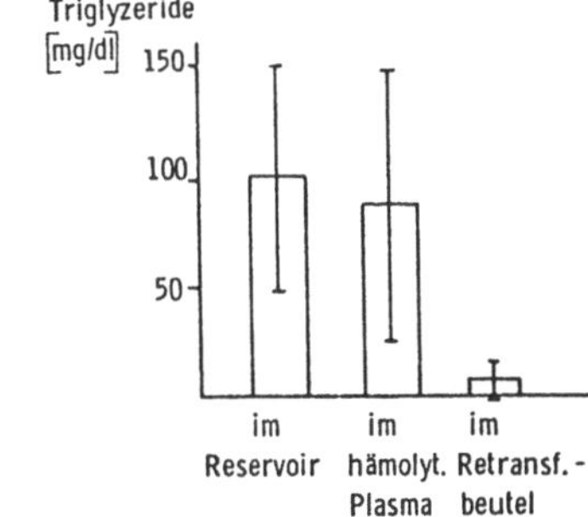



**Abb. 42.** Triglyzeride im Auffangreservoir, im überfließenden, hämolytischen Plasma und im Retransfusionsbeutel (n = 28)

Aufarbeitung) erscheint die Formulierung der Nullhypothese $H_0 : U_1 = U_2$ hier als nicht sinnvoll, so daß auf die Anwendung eines statistischen Testverfahrens verzichtet wurde (Heinecke 1982, persönliche Mitteilung).

## 5.3.2 Ergebnisse

Im Auffangreservoir des Autotransfusionsgerätes betrug der mittlere Hämoglobingehalt 6,6 ± 1,9 g/dl bei einem mittleren Hämatokrit von 16,0 ± 5,5% (Abb. 41).

Diese gegenüber den Patienten nochmals weiter reduzierten Werte sind die Folge der Durchmischung des Autotransfusionsblutes mit der Antikoagulanslösung (Heparin-NaCl-Gemisch) und zusätzlich intraoperativ von den Operateuren angewandter Spüllösung für das Operationsgebiet (Nebacetin-NaCl-Gemisch).

Nach erfolgter Aufarbeitung des Autotransfusionsblutes ist der Hämoglobingehalt auf 18,7 ± 4,6 g/dl und der Hämatokrit auf 58 ± 12% gestiegen (Abb. 41).

Der Triglyzeridgehalt betrug im Reservoir 99 ± 51 mg/dl, im überfließenden, hämolytischen Plasma 86 ± 60 mg/dl und im gewaschenen, autologen Erythrozytenkonzentrat 8 ± 9 mg/dl (Abb. 42).

Der Natriumgehalt wird während des Aufarbeitungsvorgangs nur unwesentlich verändert (Abb. 43).

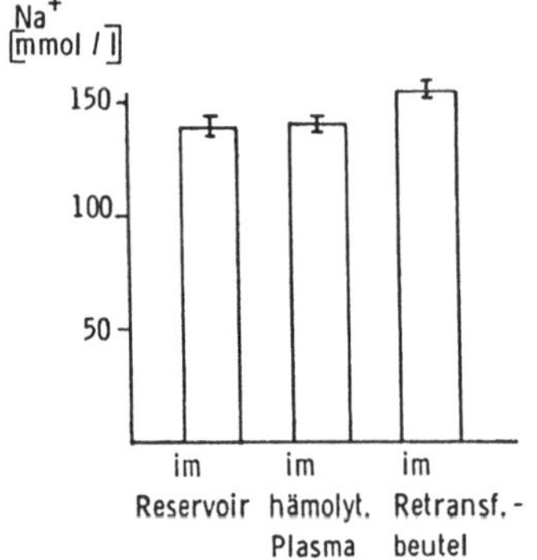

Abb. 43. Natriumkonzentration im Auffangreservoir, im überfließenden, hämolytischen Plasma und im Retransfusionsbeutel
(n = 28)

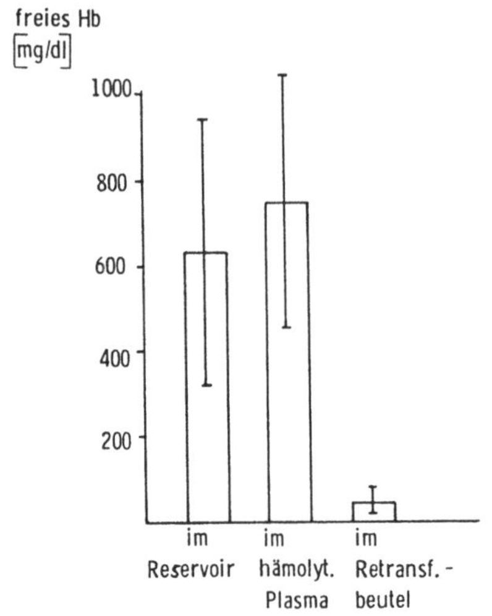

Abb. 44. Freies Hämoglobin im Auffangreservoir (vor dem
Aufarbeitungsvorgang), im überfließenden, hämolytischen
Plasma und im Retransfusionsbeutel (nach Aufarbeitung)
(n = 28)

Im Auffangreservoir und im hämolytischen Plasma werden Werte im Normbereich von
137,7 ± 4,1 bzw. 138,2 ± 4,2 mmol/l gemessen, im Retransfusionsbeutel sind die Natrium-
werte dagegen leicht erhöht und entsprechen damit exakt den zu erwartenden Werten von
physiologischer Kochsalzlösung. Gemessen wurden 154,2 ± 2,7 mmol/l Na$^+$, NaCl 0,9% enthält 154 mmol/l.

Die Parameter, aus denen auf eine Hämolyse geschlossen werden kann, zeigen durchweg
eindrucksvolle Veränderungen: Das freie Hämoglobin ist zunächst im Auffangreservoir mit
630 ± 316 mg/dl und mehr noch im überfließenden, makroskopisch massiv hämolytischen
Plasma mit 745 ± 291 mg/dl deutlich erhöht (Abb. 44).

Nach Beendigung des Waschvorgangs der autologen Erythrozyten können aber im Retransfusionsbeutel nur noch 46 ± 31 mg/dl freies Hämoglobin nachgewiesen werden, ein nahezu
normaler Wert.

Gleichsinnig zum freien Hämoglobin verhält sich das Kalium (Abb. 45). Im Auffangreservoir wurden infolge des massiven Zerfalls mit Hämolyse 6,7 ± 1,3 mmol/l gemessen, der höchste gemessene Einzelwert war 8,8 mmol/l. Im gewaschenen, autologen Erythrozytenkonzen-

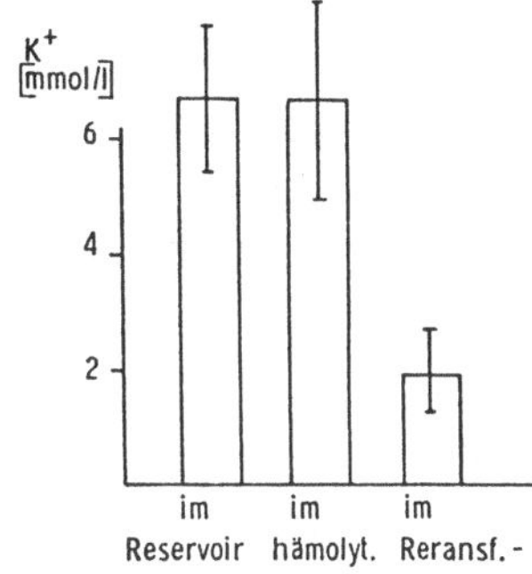


**Abb. 45.** Kaliumkonzentration im Auffangreservoir, im überfließenden, hämolytischen Plasma und im Retransfusionsbeutel (n = 28)

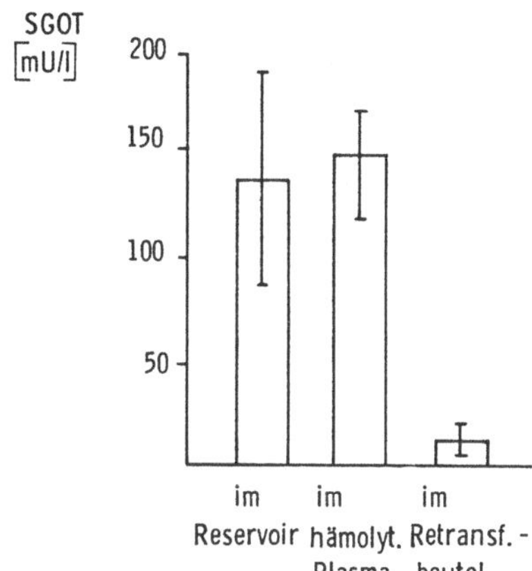


**Abb. 46.** Aktivität von SGOT im Auffangreservoir, im überfließenden, hämolytischen Plasma und im Retransfusionsbeutel (n = 28)

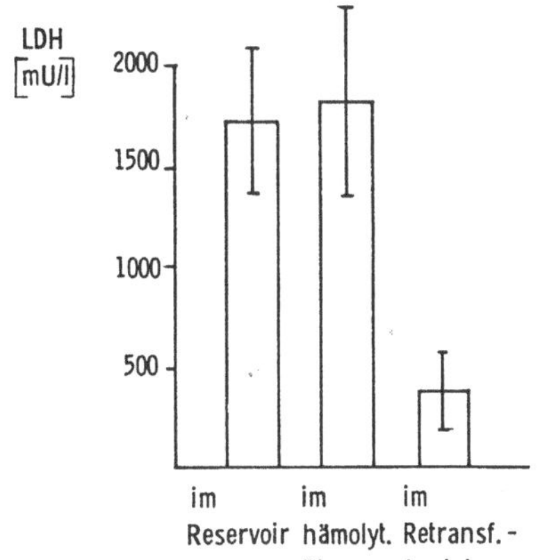


**Abb. 47.** Aktivität von LDH im Auffangreservoir, im überfließenden, hämolytischen Plasma und im Retransfusionsbeutel (n = 28)

trat hingegen ist der Kaliumwert nach Beendigung des Waschvorgangs auf 1,9 ± 0,7 mmol/l reduziert.

Auch die Enzymaktivitäten von SGOT und LDH zeigen einen gleichgerichteten Verlauf (Abb. 46 und 47).

Die SGOT betrug im Auffangreservoir 137,1 ± 51,1 mU/l, im überfließenden hämolytischen Plasma sogar 149,7 ± 31,7 mU/l und im Retransfusionsbeutel nach beendetem Waschvorgang 12,8 ± 7,9 mU/l.

Ähnlich verhielt sich die LDH, die im Reservoir einen Mittelwert von 1705 ± 359 mU/l, im überfließenden Plasma 1798 ± 464 mU/l und im Retransfusionsbeutel 330 ± 207 mU/l zeigte.

# 6 Klinische Untersuchungen: Spezielle Fragestellungen zur Anwendung der intraoperativen Autotransfusion bei orthopädischen Operationen

## 6.1 Operationen in infiziertem Gebiet

Die in der Literatur erschienen Arbeiten über die Anwendung der intraoperativen Autotransfusion (IAT) in möglicherweise infiziertem Operationsgebiet sind zum Teil widersprüchlich. Während zahlreiche Autoren die IAT in der Tumorchirurgie als absolut kontraindiziert ansehen [136, 156, 172, 286], sind die Meinungen über die Anwendung der IAT bei intraabdominalen Verletzungen mit Darmbeteiligung oder bei lokaler Infektion des Operationsgebietes geteilt. Obwohl immer die Möglichkeit einer hämatogenen Ausbreitung der Infektion mit konsekutiver Sepsis, bedingt durch IAT bei diesen Patienten, besteht, wird andererseits auch eine Reduktion oder gar Elimination der Keime bei den IAT-Verfahren diskutiert, bei denen die Erythrozyten separiert und gewaschen werden [44, 72, 154, 257].

### 6.1.1 Material und Methodik

Auf Sterilität überprüfte, über den vorgegebenen Zeitraum hinaus gelagerte, homologe Blutkonserven wurden unter definierten Bedingungen mit Keimen kontaminiert. Die Herstellung definierter Keimkulturen geschah durch Beimpfen steriler Nährbouillon mit den entsprechenden Leitkeimen.

Als Leitkeim für ein infiziertes Wundgebiet wurde Staphylococcus aureus SG 511 verwendet, für die mögliche Kontamination des Wundgebiets mit Darminhalt diente E. coli $O_4 : H_5$ (Statens-Serum-Institut, Kopenhagen, DK). Die Keimkulturen wurden auf eine mittlere Keimzahl von etwa 1 000 000 KBE/ml (Kolonien bildende Einheiten /ml) eingestellt. Während des gesamten Untersuchungsprogramms wurde die eingestellte Ausgangsbouillon im Kühlschrank bei 4° aufbewahrt, um die Keimzahl möglichst weitgehend konstant zu halten.

Für die Versuche wurde die Ausgangsbouillon mit steriler physiologischer Kochsalzlösung auf Keimzahlen zwischen 1000 und 100000 KBE/ml verdünnt. Dann erfolgte die Kontamination der Blutkonserven unter Anwendung der unterschiedlich verdünnten Keimsuspensionen, indem jede Konserve mit 10 ml keimhaltiger Lösung beschickt wurde.

Zur einleitenden Keimzahlbestimmung wurden 10 ml Blut aus der kontaminierten Konserve entnommen. Daraufhin wurde der Inhalt der kontaminierten Blutkonserve mit dem handelsüblichen, sterilen Einmalsystem in die Zentrifugenglocke des Haemonetics Cell Saver eingefüllt. Im Anschluß an die Zellseparation mit Abzentrifugierung des Plasmas wurde während des Waschvorgangs mit steriler physiologischer Kochsalzlösung nach jeweils 200, 400, 600, 800 und 1000 ml eine Probe aus der in den Abfallbeutel überfließenden Waschlösung entnommen. Nach 1000 ml wurde der Waschvorgang beendet, die Erythrozyten wurden in den

Retransfusionsbeutel gepumpt. Von dort wurde eine letzte Probe zur Keimzahlbestimmung im gewaschenen Erythrozytenkonzentrat entnommen.

Aus dem Probenmaterial wurden 0,01 ml mit der Öse entnommen und auf der Blut-Agar-Platte (Staphylococcus aureus) bzw. zusätzlich Endo-Agar-Platte (E. coli) ausgestrichen. Nach 18stündiger Bebrütung bei 37° erfolgte die Keimzahlbestimmung als KBE/ml.

Nach Ermittlung der Mittelwerte und Standardabweichungen erfolgte die statistische Signifikanzprüfung auf dem 5%-Niveau mit dem Student-t-Test für gepaarte Werte.

## 6.1.2 Ergebnisse

Die gemessenen Einzelwerte sowie deren Mittelwerte und Standardabweichungen sind für Staphylococcus aureus SG 511 in Tabelle 10 und für E. coli $O_4 : H_5$ in Tabelle 11 aufgeführt.

In der ersten Spalte der beiden Tabellen sind die in der kontaminierten Blutkonserve erfaßten KBE/ml angegeben. Danach folgen die Ergebnisse aus der überfließenden Waschlösung nach 200, 400, 600, 800 und 1000 ml. Die letzte Spalte gibt die KBE/ml im retransfusionsbereiten, gewaschenen Erythrozytenkonzentrat wieder.

Während des Waschvorgangs ist in der überfließenden Waschlösung sowohl für Staphylococcus aureus (Tab. 10) als auch für E. coli (Tab. 11) eine deutliche Keimreduktion zu beobachten. Bei 4 von insgesamt 21 Untersuchungsreihen waren am Ende des Waschvorgangs keine Keime mehr nachweisbar. Bei Kontamination mit Staphylococcus aureus SG 511 war die Keimzahl nach 400 ml Waschlösung und in den folgenden Proben gegenüber dem Ausgangswert signifikant reduziert. Auch im gewaschenen Erythrozytenkonzentrat waren signifikant weniger Keime nachweisbar als im Ausgangsmaterial.

Bei E. coli $O_4 : H_5$ war eine nicht signifikante Keimzahlreduktion in der überfließenden Waschlösung zu beobachten. Im gewaschenen Erythrozytenkonzentrat fanden sich hier sogar teilweise höhere Keimzahlen als im Ausgangsmaterial, die Veränderungen waren jedoch nicht signifikant.

# 6.2 Elimination antibiotikahaltiger Spüllösung aus dem gewonnenen Eigenblut

Operationen im orthopädischen oder im herzchirurgischen Bereich stellen besonders hohe Anforderungen an die Asepsis, da Wundinfektionen für diese Patienten häufig deletären Charakter haben. So hat sich gerade in diesen Spezialdisziplinen der operativen Medizin die intermittierende Spülung des Operationsgebietes mit lokalantibiotikahaltigen Spüllösungen durchgesetzt [75, 117], obwohl Simon u. Stille [245] für eine Infektionsprophylaxe dieser Art absolut keine Indikation sehen.

Kommt die bewährte Kombination der beiden Lokalantibiotika Neomycin und Bacitracin (Nebacetin) zur Anwendung, so ist eine systemische Verabreichung strikt zu vermeiden, da diese Substanzen toxische Nebenwirkungen zeigen können.

**Tabelle 10.** Keimzahlbestimmungen im Autotransfusionsblut bei Kontamination mit Staphylococcus aureus SG 511, angegeben als KBE/ml

| | Blutkonserve vor Auto-transfusion | Waschlösung | | | | | gewaschenes Erythrozyten-konzentrat |
| | | nach 200 ml | nach 400 ml | nach 600 ml | nach 800 ml | nach 1000 ml | |
|---|---|---|---|---|---|---|---|
| 1 | 1000000 | 250000 | 300000 | 50000 | 40000 | 1500 | 80000 |
| 2 | 500000 | 200000 | 100000 | 5000 | 3000 | 3000 | 5000 |
| 3 | 500000 | 500000 | 300000 | 200000 | 50000 | 2000 | 500000 |
| 4 | 500000 | 400000 | 100000 | 300000 | 200000 | 200000 | 300000 |
| 5 | 300000 | 200000 | 80000 | 50000 | 30000 | 15000 | 30000 |
| 6 | 200000 | 60000 | 40000 | 15000 | 7000 | 2000 | 15000 |
| 7 | 100000 | 50000 | 20000 | 15000 | 10000 | 500 | 1500 |
| 8 | 50000 | 20000 | 20000 | 10000 | 8000 | 4000 | 50000 |
| 9 | 30000 | 20000 | 20000 | 10000 | 500 | 200 | 15000 |
| 10 | 3000 | 1000 | 1500 | 200 | 100 | 0 | 1000 |
| 11 | 2000 | 1000 | 500 | 0 | 0 | 0 | 100 |
| $\bar{x}$ | 298500 | 154700 | 89300[b] | 59600[b] | 31700[b] | 20700[b] | 90700[a] |
| s | 311600 | 172100 | 110200 | 98300 | 58500 | 59600 | 161200 |

[a] $p \leqslant 0{,}05$
[b] $p \leqslant 0{,}02$

**Tabelle 11.** Keimzahlbestimmungen im Autotransfusionsblut bei Kontamination mit E. coli $O_4:H_5$, angegeben als KBE/ml

| | Blutkonserve vor Auto-transfusion | Waschlösung | | | | | gewaschenes Erythrozyten-konzentrat |
| | | nach 200 ml | nach 400 ml | nach 600 ml | nach 800 ml | nach 1000 ml | |
|---|---|---|---|---|---|---|---|
| 1 | 200000 | 50000 | 20000 | 30000 | 25000 | 16000 | 200000 |
| 2 | 80000 | 1400 | 1200 | 800 | 1600 | 2000 | 100000 |
| 3 | 50000 | 500 | 0 | 300 | 300 | 300 | 300000 |
| 4 | 40000 | 22000 | 30000 | 1600 | 400 | 400 | 80000 |
| 5 | 11000 | 10000 | 7000 | 2000 | 1500 | 1500 | 300000 |
| 6 | 10000 | 0 | 100 | 100 | 100 | 300 | 1300 |
| 7 | 10000 | 0 | 0 | 0 | 200 | 0 | 1000 |
| 8 | 10000 | 15000 | 8000 | 2000 | 1000 | 1000 | 100000 |
| 9 | 1200 | 1000 | 1000 | 1400 | 1500 | 1000 | 50000 |
| 10 | 300 | 400 | 100 | 1000 | 0 | 400 | 8000 |
| $\bar{x}$ | 41300 | 10000 | 6700 | 5400 | 3200 | 2700 | 159000 |
| s | 61400 | 16000 | 10300 | 9900 | 7700 | 4800 | 164500 |

**Tabelle 12.** Angaben zu den Patienten, Operationen und Blutverabreichungen

| Patient | Alter (Jahre) | Geschlecht | Durchgeführte Operation | Dauer der Operation (min) | Intraoperativ verabreichte | |
|---|---|---|---|---|---|---|
| | | | | | autologe Erythrozyten (ml) | homologe Erythrozyten (ml) |
| W. J. | 71 | weiblich | Hüft-TEP rechts | 160 | 1280 | 400 |
| T. B. | 69 | weiblich | Hüft-TEP-Wechsel rechts | 195 | 940 | 600 |
| G. W. | 37 | männlich | Hüft-TEP-Wechsel rechts | 290 | 1900 | 200 |
| B. M. | 40 | männlich | Hüft-TEP-Wechsel rechts | 285 | 1000 | 0 |

### 6.2.1 Material und Methodik

Bei 4 Patienten, die sich größeren orthopädischen Operationen unterziehen mußten, wurde die intraoperative Autotransfusion (IAT) mit dem Haemonetics Cell Saver durchgeführt. Weitere Angaben zu den Patienten, insbesondere zur Zahl der verabreichten autologen bzw. homologen Erythrozytenkonzentrate, sind aus Tabelle 12 ersichtlich.

Zur Herstellung einer geeigneten Spüllösung wurden 4 Fläschchen Nebacetin siccum à 0,1 g unter streng sterilen Kautelen in 250 ml NaCl 0,9% aufgelöst. 100 ml der gebrauchsfertigen Spüllösung enthielten somit 80 mg Neomycinsulfat und 4000 I.E. Bacitracin.

Die intraoperative Spülung des Operationsgebietes erfolgte in der üblichen Weise nach operativen Erfordernissen. Zusammen mit dem im Operationsgebiet anfallenden Blut wurde die intraoperativ angewandte Spüllösung mit dem handelsüblichen Saugersystem in das Auffangreservoir des Haemonetics Cell Saver gesaugt. Durch exakte Protokollierung konnte ermittelt werden, wie groß der Anteil der Spüllösung an dem gesamten im Auffangreservoir vorhandenen Volumen bei den einzelnen Proben war (Tabelle 14).

In verschiedenen Stadien der IAT wurden Proben vom Patienten bzw. aus dem Autotransfusionsgerät entnommen:

1. Vom Patienten vor Beginn der IAT (n = 4),
2. aus dem Auffangreservoir des Autotransfusionsgerätes (n = 12),
3. aus dem Retransfusionsbeutel nach erfolgter Aufarbeitung (n = 12),
4. vom Patienten nach Abschluß der IAT (n = 4).

Die Bestimmung der Neomycinkonzentration erfolgte nach der von Hein [106] angegebenen Methode. Die untere Nachweisgrenze für Neomycin liegt bei 0,004 $\mu$g/ml. Als Teststämme dienten Klebsiella pneumoniae PCI 602, ATCC 10031 und der aus Furunkeleiter isolierte Staphylococcus aureus-Stamm F 1.

Die Bacitracinbestimmungen wurden mit Streptokokken der serologischen Gruppe A807 in Traubenzuckerbouillon durchgeführt. Um ein optimales Wachstum zu erreichen, war der Traubenzuckerbouillon 1% eines 30 min bei 56°C inaktivierten Rinderserums zugegeben worden. Als Farbindikator wurde zum besseren Erkennen der Kulturen sowie deren Wachstumsgrenze 1% einer 2%igen Wasserblaulösung zugesetzt.

**Tabelle 13.** Neomycin- und Bacitracinkonzentrationen im Serum von Patienten vor Beginn der IAT (n = 4)

| Patient | Neomycin [$\mu$g/ml] | Bacitracin [I.E./ml] |
|---|---|---|
| 1 | < 0,004 | < 0,11 |
| 2 | < 0,004 | < 0,11 |
| 3 | < 0,0036 | < 0,09 |
| 4 | < 0,0036 | < 0,09 |

Die Beimpfung erfolgte mit einer 24h alten Kultur des Stammes, die auf Blut-Schrägagar mit steriler 0,85%iger Kochsalzlösung abgeschwemmt und in der 0,5-cm-Küvette des Elko II unter Verwendung von Filter S 75 gegen Wasser auf eine Extinktion von 0,200 eingestellt worden war. Mit der eingestellten Suspension erfolgte die Beimpfung der Nährlösung im Verhältnis 1 : 100.

An jedem Versuchstag wurde eine um jeweils 0,01 I.E. Bacitracin fallende Eichkurve von 0,1 bis 0,05 I.E. Bacitracin/ml beimpfter Nährlösung hergestellt. Die MHK (mittlere Hemmkonzentration) des Teststamms lag bei 0,09 I.E./ml Bacitracin. Vom abzentrifugierten Serumüberstand wurden Verdünnung im Verhältnis 1 :2, 1 :3, 1 :4 usw. hergestellt. Aufgrund der in der Eichkurve erhaltenen Hemmwerte wurden die im Probenmaterial vorliegenden Bacitracinkonzentrationen ermittelt.

### 6.2.2 Ergebnisse

Die im Patientenserum vor Beginn der intraoperativen Autotransfusion (IAT) ermittelten Neomycin- und Bacitracinkonzentrationen gehen aus Tabelle 13 hervor. Sie lagen mit weniger als 0,004 $\mu$g/ml Neomycinbase bzw. weniger als 0,11 I.E./ml Bacitracin unterhalb der Nachweisgrenze.

Die im Auffangreservoir des Autotransfusionsgeräts gemessenen Neomycin- und Bacitracinkonzentrationen sind in Tabelle 14 dargestellt. Bei den 13 gemessenen Proben lag der prozentuale Anteil der Spüllösung am insgesamt aufgesaugten IAT-Blut zwischen 9,1 und 47%. Von den 12 untersuchten Proben konnten in 6 Fällen meßbare Neomycin- und in 3 Fällen meßbare Bacitracinkonzentrationen gefunden werden.

Nachdem die autologen Erythrozyten im Autotransfusionsgerät separiert und mit physiologischer Kochsalzlösung gewaschen worden waren, wurden die 12 Proben der physiologischen Kochsalzlösung, in der die retransfusionsbereiten Erythrozyten aufgeschwemmt waren, untersucht. Bei jeweils 3 Proben wurden nachweisbare Mengen von Neomycin bzw. Bacitracin gefunden, die jedoch durchweg unterhalb der angegebenen Toxizitätsgrenzen lagen (Tabelle 15).

Nach Beendigung der Operation und der IAT wurden bei 2 von 4 Patienten meßbare Neomycinkonzentrationen gefunden, die Bacitracinkonzentration lag unterhalb der Nachweisgrenze (Tabelle 16). Die Neomycinkonzentrationen lagen allerdings deutlich unter der angegebenen Toxizitätsgrenze.

**Tabelle 14.** Neomycin- und Bacitracinkonzentrationen im noch nicht aufgearbeiteten IAT-Blut (entnommen aus dem Auffangreservoir, n = 12)

| Probe-Nr. | Verhältnis Spüllösung/ Gesamtmaterial [IAT-Blut] | Anteil der Spüllösung im IAT-Blut [%] | Neomycin [$\mu$g/ml] | Bacitracin [I.E./ml] |
|---|---|---|---|---|
| 1 | 100/ 900 | 11,1 | 0,014 | < 0,11 |
| 2 | 200/1400 | 14,3 | < 0,004 | < 0,11 |
| 3 | 100/1000 | 10,0 | < 0,004 | 0,22 |
| 4 | 100/ 800 | 12,5 | < 0,004 | < 0,11 |
| 5 | 180/1100 | 16,4 | 0,012 | < 0,11 |
| 6 | 470/1000 | 47,0 | 0,056 | < 0,09 |
| 7 | 100/1000 | 10,0 | 0,024 | < 0,11 |
| 8 | 200/1400 | 14,3 | < 0,0036 | < 0,09 |
| 9 | 100/1100 | 9,1 | < 0,0036 | < 0,09 |
| 10 | 200/1100 | 18,2 | < 0,0036 | < 0,09 |
| 11 | 500/1100 | 45,5 | 0,057 | 0,18 |
| 12 | 400/1000 | 40,0 | 0,021 | 0,27 |

**Tabelle 15.** Neomycin- und Bacitracinkonzentrationen im gewaschenen, autologen Erythrozytenkonzentrat (entnommen aus dem Retransfusionsbeutel, n = 12)

| Probe-Nr. | Neomycin [$\mu$g/ml] | Bacitracin [I.E./ml] |
|---|---|---|
| 1 | < 0,004 | < 0,11 |
| 2 | < 0,004 | < 0,11 |
| 3 | < 0,004 | 0,22 |
| 4 | < 0,004 | < 0,11 |
| 5 | < 0,004 | < 0,11 |
| 6 | 0,008 | < 0,09 |
| 7 | 0,010 | < 0,09 |
| 8 | < 0,0036 | < 0,09 |
| 9 | < 0,0036 | < 0,09 |
| 10 | < 0,0036 | < 0,09 |
| 11 | 0,046 | 0,22 |
| 12 | < 0,0036 | 0,27 |

**Tabelle 16.** Neomycin- und Bacitracinkonzentrationen im Serum von Patienten nach Beendigung der IAT (n = 4)

| Patient | Neomycin [$\mu$g/ml] | Bacitracin [I.E./ml] |
|---|---|---|
| 1 | < 0,004 | < 0,11 |
| 2 | 0,008 | < 0,11 |
| 3 | < 0,004 | < 0,09 |
| 4 | 0,01 | < 0,09 |

## 6.3 Effektivität der intraoperativen Autotransfusion bei orthopädischen Operationen

Die Effektivität eines Autotransfusionsverfahrens steht letztendlich in unmittelbarer Korrelation zur Menge der intra- und möglicherweise auch postoperativ eingesparten homologen Bluttransfusionen. Um diese zu ermitteln, ist eine exakte intra- und postoperative Volumenbilanzierung erforderlich. Diese umfaßt sämtliche Verluste sowie die Gabe von kristalloiden und kolloidalen Substanzen und Blutbestandteilen. Der Übersichtlichkeit halber wurden bei der Zufuhr nur die Gaben von autologen und homologen Erythrozyten berücksichtigt, da sich die Gabe von kristalloiden und kolloidalen Infusionen bei der unterschiedlichen Erythrozytentransfusion nicht unterscheidet.

### 6.3.1 Material und Methodik

Seit Einführung der intraoperativen Autotransfusion bei großen orthopädischen Operationen an der hiesigen Klinik im Frühjahr 1981 ist dieses Verfahren bisher insgesamt mehr als 600mal angewandt worden. Eine Bilanzierung der ersten 32 und der ersten 52 Autotransfusionen war publiziert worden [211, 212], eine weitere Bilanzierung erfolgte nach 98 Autotransfusionen. Nachdem auch beim Stand von 162 Autotransfusionen die Ergebnisse von den früheren Resultaten nur geringfügig abwichen, wurden solche aufwendigen Berechnungen seitdem nicht mehr wiederholt, da sie keine nennenswerten neuen Informationen versprechen.

*Patienten und durchgeführte Operationen.* Die intraoperative Autotransfusion wurde an der hiesigen Klinik bei folgenden Operationen durchgeführt:

*Gruppe 1:* Erstimplantation einer Hüftgelenkstotalendoprothese (Hüft-TEP), mittleres Alter 51,3 ± 12,4 Jahre, n = 22.

*Gruppe 2:* Auswechseln einer Hüftgelenkstotalendprothese (Hüft-TEP-Wechsel) nach aseptischer Lockerung oder nach septischer Lockerung, Prothesenentfernung und Neuimplantation im infektionsfreien Intervall, mittleres Alter 60,1 ± 11,8 Jahre, n = 36.

*Gruppe 3:* Korrektur einer thorakalen oder thorakolumbalen Skoliose mit dem Harringtoninstrumentarium, dorsale Spondylodese, mittleres Alter 16,2 ± 4,4 Jahre, n = 62.

*Gruppe 4:* Andere große Wirbelsäulenoperationen (ventrale Derotationsspondylodese VDS, intertransversale Spondylodese bei Spondylolisthesis u. a.), mittleres Alter 26,5 ± 16,5 Jahre n = 42.

*Volumenbilanzierung.* Der intraoperative Gesamtblutverlust konnte folgendermaßen bilanziert werden: als das in das Auffangreservoir aufgesaugte Volumen, von dem zunächst die Menge der zugegebenen Antikoagulanslösung (Heparin-NaCl-Gemisch) sowie die der intraoperativ angewandten Nebacetin-Spüllösung abgezogen werden mußte, ferner als Verlust in Tupfer („Bauchtücher") und in die Operationstücher. Der Verlust in die „Bauchtücher" konnte durch Wiegen exakt ermittelt werden.

Die intraoperativ retransfundierte Menge an autologen Erythrozyten wurde ebenso bilanziert wie die der homologen Transfusionen.

Der prozentuale Anteil des autologen und des homologen Erythrozytenvolumens am intraoperativ verabreichten Gesamterythrozytenvolumen konnte berechnet werden, da der Hä-

Name:               Vorname:              Datum:          Lfd.Nr.

geb.                                      Verwendetes IAT-Gerät:

Krankenblatt-Nr.
                                          ☐ Haemonetics Cell Saver I
Diagnose:
                                          ☐ Haemonetics Cell Saver III
Operation:
                                          ☐ Autotrans (Dideco)

| Eigenblut | Heparin-NaCl gesamt (ml) | Inhalt Reservoir max.-min. | (ml) | Hk Res. % | Waschlösung NaCl 0,9% (ml) | Menge Eigenblut (ml) | Hk EB % |
|---|---|---|---|---|---|---|---|
| EB 1 | | | | | | | |
| EB 2 | | | | | | | |
| EB 3 | | | | | | | |
| EB 4 | | | | | | | |
| EB 5 | | | | | | | |
| EB 6 | | | | | | | |
| EB 7 | | | | | | | |
| EB 8 | | | | | | | |
| EB 9 | | | | | | | |
| EB 10 | | | | | | | |
| EB 11 | | | | | | | |
| EB 12 | | | | | | | |
| EB 13 | | | | | | | |
| EB 14 | | | | | | | |
| EB 15 | | | | | | | |
| Summe: | ③ | abzgl.Spülung: abzgl. ③ : ① Verlust Res.: | | | ④ | ② | |

Bilanz: Verluste:                         Zufuhr:

    ① Reservoir            ml        Plasmaersatz (HÄS)        ml

    Sauger extern          ml        PPL                       ml

    Bauchtücher                      AHP                       ml
    (gemessen)             ml
                                     Andere Kolloide
    OP-Tücher                        (z.B. Rheomacrodex)       ml
    (geschätzt)______ ml
                                     ② Eigenblut              ml
    Gesamtverlust:         ml
                                     EK (Fremdblut)       _____ ml

                                     Gesamtzufuhr:            ml

    (Unterschrift des Arztes)        Zufuhr - Verlust         ml

**Abb. 48.** Protokoll zur intraoperativen Autotransfusion

matokrit im Mittel für alle Erythrozytenverabreichungen nahezu gleich war (58% für die gewaschenen, autologen Erythrozytenkonzentrate, 65% für die homologen Erythrozytenkonzentrate). Die intraoperative Volumenbilanzierung geht aus dem in doppelter Ausführung angefertigten Protokoll zur intraoperativen Autotransfuison hervor (Abb. 48), von dem ein Exemplar der Patientenakte beigefügt wurde.

In der postoperativen Phase wurden erforderliche Blutgaben ausschließlich in Form von homologen Transfusionen vorgenommen. Dies konnte besonders dann erforderlich werden, wenn der Patient mit nicht tolerablen, niedrigen Hb- und Hk-Werten in den Aufwachraum kam, oder, was häufiger der Fall war, auch postoperativ noch eine Blutung in die Redondrainagen auftrat.

Der Anteil an autologen bzw. homologem Erythrozytenvolumen wurde für die intra- und postoperative Phase zusammen erneut berechnet.

### 6.3.2 Ergebnisse

Der intraoperative Gesamtblutverlust betrug bei Gruppe 1 (Erstimplantation einer Hüft-TEP) 2445 ± 1601 ml, wovon 2044 ± 1421 ml in das Auffangreservoir des Autotransfusionsgerätes aufgesaugt werden konnten (Tabelle 17). Hieraus konnten 799 ± 465 ml gewaschene, autologe Erythrozyten gewonnen werden, so daß intraoperativ zusätzlich nur 145 ± 221 ml homologe Erythrozyten erforderlich waren. Dies entspricht einem Prozentsatz autologer zu homologen Erythrozyten von 89,4 zu 10,6%. Da postoperativ noch 373 ± 375 ml homologer Erythrozyten gegeben werden mußten, betrug das Verhältnis autologer zu homologen Erythrozyten danach nur noch 67,2 zu 32,8 Prozent.

Nach Auswechseln von Hüftprothesen war ein Gesamtblutverlust von 6337 ± 2449 ml zu verzeichnen (Gruppe 2), wovon 4611 ± 2267 ml in das Auffangreservoir aufgesaugt wurden. Hieraus wurden 1648 ± 760 ml autologes Erythrozytenkonzentrat hergestellt, das entspricht einer durchschnittlichen Menge von 8 Bluteinheiten (Tabelle 17).

Der Fremdblutbedarf wurde somit intraoperativ auf 456 ± 273 ml reduziert, postoperativ mußten nochmals 356 ± 189 ml homologe Erythrozyten transfundiert werden. Das Verhältnis autologer zu homologen Erythrozyten lag somit intraoperativ bei 79,1 zu 20,9% und unter Berücksichtigung auch der postoperativen Phase bei 66 zu 34%.

Bei Patienten der Gruppe 3 (dorsale Spondylodesen mit Harrington-Instrumentarium) betrug der durchschnittliche Blutverlust 4547 ± 1905 ml gesamt bzw. 3095 ± 1339 ml in das Auffangreservoir des Autotransfusionsgeräts (Tabelle 17). Intraoperativ wurden 1092 ± 455 ml autologe und 497 ± 282 ml homologe Erythrozyten gegeben, d. h. ein Verhältnis von 70,5 zu 29,5%. Nach der postoperativen Gabe von zusätzlichen 348 ± 297 ml homologen Erythrozyten betrug das Verhältnis zwischen autologen und homologen Erythrozyten 56,9 zu 43,1%.

Die Patienten der Gruppe 4 (VDS, intratransversale Spondylodesen u. a.) erlitten einen durchschnittlichen Blutverlust von insgesamt 3091 ± 2037 ml, davon wurden 1920 ± 1459 ml in das Auffangreservoir aufgesaugt (Tabelle 17). Mit 835 ± 586 ml autologen und 357 ± 320 ml homologen Erythrozyten betrug das intraoperative Verhältnis 71,1 zu 28,9%. Nach der postoperativen Gabe von 219 ± 316 ml homologen Erythrozyten sank der Prozentanteil autologer Erythrozyten auf 57,2% ab.

Insgesamt betrug für alle 162 Patienten der Gesamtblutverlust durchschnittlich 4295 ± 2018 ml (Tabelle 16). Davon flossen ca. 1300 ml in die Operationstücher, immerhin konnten 2985 ± 1587 ml in das Auffangreservoir des Autotransfusionsgeräts gesaugt werden. Daraus wurden pro Patient durchschnittlich 1109 ± 558 ml gewaschene, autologe Erythrozyten gewonnen, so daß der Fremdblutbedarf intraoperativ auf 404 ± 282 ml begrenzt werden konnte. Dies bedeutet eine Verhältnis von autologen zu homologen Erythrozyten von 75,1 zu 24,9%. Unter Berücksichtigung der 320 ± 289 ml homologer Erythrozyten, die postoperativ noch verabreicht werden mußten, sinkt das Verhältnis von autologen zu homologen Erythrozyten auf 60,4 zu 39,6% ab. Bei allen 162 Patienten wurden insgesamt 179,7 l gewaschene, autologe Erythrozytenkonzentrate mit einem mittleren Hämatokrit von 58 ± 12% gewonnen, das entspricht einer Menge von 898 Erythrozytenkonzentraten.

**Tabelle 17.** Blutvolumenbilanz bei großen orthopädischen Operationen unter intraoperativer Autotransfusion (n = 162)

| | Erythrozytenkonzentrat | | | | | | | | |
| | gesamt [ml] | in den Cell Saver [ml] | intraoperativ | | | | intra- und postoperativ | | |
| | | | autolog [ml] | homolog [ml] | autolog [%] | homolog [%] | postoperativ homolog [ml] | autolog [%] | homolog [%] |
|---|---|---|---|---|---|---|---|---|---|
| Gruppe 1 Erstimplantation einer Hüft-TEP (n = 22) | 2445 ±1601 | 2044 ±1421 | 799 ±465 | 145 ±221 | 89,4 ±18,4 | 10,6 ±18,4 | 373 ±375 | 67,2 ±25,1 | 32,8 ±25,1 |
| Gruppe 2 Auswechseln einer Hüft-TEP (n = 36) | 6337 ±2499 | 4611 ±2267 | 1648 ±760 | 456 ±273 | 79,1 ±10,0 | 20,9 ±10,9 | 356 ±189 | 66,0 ±9,3 | 34,0 ±9,3 |
| Gruppe 3 Dorsale Spondylodese mit Harrington-Instrumentarium (n = 62) | 4547 ±1905 | 3095 ±1339 | 1092 ±455 | 497 ±282 | 70,5 ±13,5 | 29,5 ±13,5 | 348 ±297 | 56,9 ±10,5 | 43,1 ±10,5 |
| Gruppe 4 Andere Wirbelsäulenoperationen (n = 42) | 3091 ±2018 | 1920 ±1459 | 835 ±586 | 357 ±320 | 71,1 ±22,6 | 28,9 ±22,6 | 219 ±316 | 57,2 ±15,8 | 42,8 ±15,8 |
| Gesamt (n = 162) | 4295 ±2018 | 2985 ±1587 | 1109 ±558 | 404 ±282 | 75,1 ±15,7 | 24,9 ±15,7 | 320 ±289 | 60,4 ±13,6 | 39,6 ±13,6 |

# 7 Diskussion

Wird intraoperative Autotransfusion (IAT) mit einem Gerät durchgeführt, in dem die autologen Erythrozyten separiert und gewaschen werden, so ergeben sich 2 interessante Fragestellungen:

1. zur Qualität der gewaschenen, autologen Erythrozyten, und
2. zur Qualität und Zusammensetzung des Lösungsmediums, in dem die autologen Erythrozyten aufgeschwemmt sind (NaCl 0,9%).

## 7.1 Qualität von gewaschenen, autologen Erythrozytenkonzentraten

### 7.1.1 Verhalten der autologen Erythrozyten

*Hämoglobin, Hämatokrit.* Autotransfusionsgeräte mit der Fähigkeit, autologe Erythrozyten zu separieren und zu waschen, bewirken gleichzeitig eine Hämokonzentration, indem Erythrozytenkonzentrate mit hohen Hämoglobin- und Hämatokritwerten hergestellt werden. Hierdurch wird eine übermäßige Flüssigkeitsbelastung des Organismus vermieden, die besonders bei kardialen Risikopatienten, z. B. in der Herzchirurgie, befürchtet wird [44, 58, 126].

In den eigenen tierexperimentellen Untersuchungen betrug der mittlere Hämoglobingehalt der autologen Erythrozytenkonzentrate 20,4 ± 2,6 g/dl (n = 23), bei Aufbereitung von patienteneigenem Blut im Mittel 18,7 ± 4,6 g/dl (n = 28). Der Hämatokritwert wurde in autologen Erythrozytenkonzentraten vom Hund mit durchschnittlich 60,1 ± 8,3% gemessen (n = 23), in menschlichen Erythrozytenkonzentraten war er im Mittel 58 ± 12% (n = 28).

Die Höhe des Hämatokritwertes hängt letztlich ab von der Füllung der Zentrifugenglocke mit Erythrozyten: Wird die Glocke maximal gefüllt, so verbleibt nur ein geringer Plasmaanteil in der Zentrifugenglocke, nahezu das gesamte Glockenvolumen wird von Erythrozyten eingenommen. Das Plasmavolumen ist am Ende des Waschvorgangs durch physiologische Kochsalzlösung ersetzt. Wird andererseits die Zentrifugenglocke nur bis zur Hälfte mit Erythrozyten gefüllt, so ist der Anteil der Kochsalzlösung größer und der Hämatokrit im retransfusionsbereiten Erythrozytenkonzentrat entsprechend niedriger.

Beim mikroprozessorgesteuerten Autotransfusionsgerät Haemonetics Cell Saver III ist im Bereich der oberen Glockenschulter eine Fotozelle installiert. Sobald der Füllungsgrad der Glocke so weit vorangeschritten ist, daß diese den Lichtstrahl zur Fotozelle verdecken, wird automatisch auf den Waschvorgang umgeschaltet. Hierdurch ist gewährleistet, daß der Hämatokrit der autologen Erythrozytenkonzentrate stets konstant zwischen 60 und 65% liegt. Dies entspricht den in der Literatur angegebenen Werten, die zwischen 55 und 65% gemessen wurden [42, 47, 63, 84, 85, 176, 209]. Hämatokritwerte bis nahezu 70% erreichte Silvergleid [244], eine maximale Konzentration ist bis zu einem Hämatokritwert von etwa 80% möglich. Es ist allerdings zu befürchten, daß bei extremer Hämokonzentration der Waschvorgang der Erythrozyten an Intensität verliert.

Mattox [168] konnte in einer früheren Arbeit nur Hämatokritwerte um 41,8% erreichen, offensichtlich lag hier kein optimaler Füllungszustand der Zentrifugenglocke vor.

*Überlebenszeit autologer Erythrozyten.* Zur bestimmung der Überlebenszeit von Blutzellen gilt die radioaktive Markierung als geeignetes Verfahren [82, 167, 256]. In den eigenen Untersuchungen wurden unbehandelte Erythrozyten von Kaninchen mit [51]Chrom markiert, die Erythrozyten desselben Versuchstiers, die mit den Haemonetics Cell Saver aufgearbeitet worden waren, wurden mit [111]Indium markiert. Somit diente jedes Tier als eigene Kontrolle. Nach unserer Kenntnis wurde eine ähnliche Versuchsanordnung zu dieser Fragestellung bisher nur von Ansell et al. [11] angewandt, die bei herzchirurgischen Patienten keinen Unterschied in der Überlebenszeit zwischen nicht behandelten und autotransfundierten Erythrozyten nachweisen konnten.

In den vorliegenden Untersuchungen kamen wir zu anderen Ergebnissen, möglicherweise allein schon deshalb, weil auch die nicht autotransfundierten Erythrozyten der Arbeitsgruppe Ansell erhebliche mechanische Belastungen erleiden mußten, und zwar durch die Herz-Lungen-Maschine.

In unseren Untersuchungen war die Überlebenszeit der autotransfundierten Erythrozyten am 3. und 5. Tag nach Autotransfusion mäßig signifikant verkürzt (p $\leqslant$ 0,01), am 7. Tag wurde sogar ein hoch signifikanter Unterschied gemessen (p $\leqslant$ 0,001). Am 14. Tag nach der Autotransfusion war der Unterschied noch schwach signifikant (p $\leqslant$ 0,05),am 21. Tag konnte keine Signifikanz mehr nachgewiesen werden.

Die Halbwertszeit unbehandelter Erythrozyten betrug bei unseren Untersuchungen 15,6 Tage, nach Autotransfusion war sie auf 13,4 Tage verkürzt. Dieser Unterschied war statistisch signifikant (p $\leqslant$ 0,05).

Bei Autotransfusion von Blut aus der Bauchhöhle, das im Rahmen der Revision einer ektopischen Schwangerschaft gewonnen werden konnte, war die Halbwertszeit gegenüber Erythrozyten aus dem venösen Blut signifikant auf 8 Tage verkürzt [167]. Allerdings war das Blut hier über mehrere Stunden in der freien Bauchhöhle, was eine zusätzliche Schädigung der Erythrozyten erwarten läßt. Über das verwendete Autotransfusionssystem fehlten in dieser Arbeit leider alle Angaben, es ist aber sicher, daß es keines mit der Möglichkeit, Erythrozyten zu separieren und zu waschen, gewesen sein kann, denn diese waren 1973 noch nicht verfügbar.

Während intraoperativer Autotransfusion am Patienten konnten Moore et al. [189] mit dem Haemonetics Cell Saver eine Halbwertsüberlebenszeit der autotransfundierten Erythrozyten von 30 Tagen finden. Über eine Kontrollgruppe unbehandelter Erythrozyten wird allerdings nicht berichtet.

*Morphologie autologer Erythrozyten.* Für die Beurteilung der Oberflächenstruktur von Blutzellen hat sich die Anfertigung rasterelektronenmikroskopischer Aufnahmen bewährt [56]. In verschiedenen Aufbereitungsstadien während intraoperativer Autotransfusion mit dem Haemonetics Cell Saver wurden zum Teil beachtliche morphologische Alterationen der autologen Erythrozyten beobachtet. Sie reichten von Faltungen und Protuberanzen bis zum völligen Zelluntergang (Nachweis von Erythrozytenmembranen). Außerdem waren in allen Stadien des Autotransfusionsvorgangs, insbesondere auch im Retransfusionsbeutel, fibrillär-granuläre Strukturen nachweisbar, die am ehesten als Äquivalent von Thrombozytenresten angesehen werden könnten. Nach erfolgter Mikrofiltration über das Mikrotransfusionsfilter Biotest MF 10B waren sowohl die Zelltrümmer als auch die fibrillär-granulären Strukturen sicher eliminiert, so daß die morphologischen Veränderungen in den gewaschenen, autologen Erythrozytenkonzentraten insgesamt letztlich geringer sind als in älteren homologen Bluteinheiten.

Als praktische Konsequenz aus diesen Untersuchungen muß aber gefordert werden, auch autologe Erythrozytenkonzentrate grundsätzlich nur nach erfolgter Mikrofiltration zu verabreichen. Diese Forderung wurde bisher nur von Lonser u. Taber [157] aufgestellt, allerdings ohne Angabe von Gründen. Flynn et al. [85] empfehlen besonders für die intraoperative Autotransfusion bei orthopädischen Eingriffen die Verwendung eines 20–40-$\mu$m-Filters, um Fettpartikel aus dem gewaschenen Erythrozytenkonzentrat zu eliminieren.

Andererseits behauptet Klaue [139] unter Bezug auf 2 frühere Arbeiten [91, 136], daß bei intraoperativer Autotransfusion wegen des Fehlens von Mikroaggregaten auf die Verwendung von Mikrotransfusionsfiltern verzichtet werden könne.

Da aber das gewaschene Erythrozytenkonzentrat nicht, wie in anderen Arbeiten behauptet [63, 244], frei von Zellstroma ist, muß die Verwendung eines Mikrotransfusionsfilters als zwingend angesehen werden, um die hämolysierten Erythrozyten bzw. deren Zelltrümmer zu eliminieren.

Eine auffällige Hämolysierung der Erythrozyten ist offensichtlich die Folge der mechanischen Belastung, verursacht durch Aufsaugen, Passieren der Rollenpumpe und Zentrifugation. Es ist durchaus vorstellbar, daß, entsprechend den Vermutungen von Orr [204], besonders ältere Erythrozyten diesen Belastungen nicht mehr gewachsen sind und durch Hämolyse zugrundegehen.

Dies würde bedeuten, daß dem Patienten in höherem Maße juvenile, voll funktionsfähige Erythrozyten retransfundiert würden. Ein Rückschluß auf die Funktionsfähigkeit autologer Erythrozyten, Sauerstoff aufzunehmen, zu transportieren und im Gewebe abzugeben, ist aus diesen morphologischen Untersuchungen jedoch nicht zulässig.

*Sauerstofftransportkapazität.* Der Erythrozyt darf nicht als „passiver $O_2$-Transporter" angesehen werden, vielmehr antwortet er direkt auf den Sauerstoffbedarf des Gewebes [182]. Neben Säure-Basen- und Temperaturänderungen beeinflussen die energiereichen, organischen Phosphate im Erythrozyten die Sauerstoffdissoziationskurve, von denen das 2,3-Diphosphoglycerat (2,3-DPG) mit 70–80% den größten Anteil ausmacht [163, 182, 251]. 2,3-DPG ist ein normales, glykolytisches Intermediärprodukt des Embden-Meyerhof-Zyklus [127], bei dessen Ansteigen die $O_2$-Dissoziationskurve (ODK) nach rechts verlagert und die Sauerstoffaffinität des Hämoglobins vermindert wird. Dieser Kompensationsmechanismus setzt bei verschiedenen Krankheitsbildern wie chronischer Lungenstauung, zyanotischen Herzvitien, Anämie, Thyreotoxikose, Lebererkrankung und außerdem als Adaptation bei Aufenthalt in großen Höhen ein [182].

Andererseits ist mit der Lagerung von Bluteinheiten ein Abfall des intraerythrozytären 2,3-DPG zwangsläufig verbunden [215, 222, 269]. Nach 3 Tagen Lagerung können noch 50%, nach 6 Tagen noch 25% und nach 10 Tagen gar nur noch 5% des Ausgangswertes an 2,3-DPG gemessen werden [182, 251]. Eine Massivtransfusion mit alten, gelagerten Bluteinheiten kann also zu einer zumindest vorübergehenden zellulären Hypoxie führen [163]. Diese hält solange an, bis in vivo eine 2,3-DPG-Regeneration stattgefunden hat. Beutler u. Wood [21] haben eine

2,3-DPG-Regeneration auf 50% des Ausgangswerts bereits nach 4h gesehen, Sold [246] und Valeri u. Hirsch [269] geben hierfür 24h an.

In den eigenen Untersuchungen wurde ein so drastischer Verlust an 2,3-DPG mit zunehmender Konservenlagerung nicht beobachtet, möglicherweise ein artspezifischer Effekt, da es sich im vorliegenden Falle um Hundeblut handelte. Während 21 Tagen Lagerungsdauer war der 2,3-DPG-Gehalt im Durchschnitt lediglich bis auf 43,25% des Ausgangswerts abgesunken.

Der Normwert für 2,3-DPG an gesunden Probanden wird in der Literatur zwischen 4,18 mmol/l Erythrozyten angegeben [74, 182, 251]. Demgegenüber haben wir an klinisch gesunden Hunden Ausgangswerte von $6,62 \pm 0,79$ mmol/l Erythrozyten gemessen.

Der Einfluß von 2,3-DPG auf den Verlauf der $O_2$-Dissoziationskurve ist aus der Literatur bekannt [163, 223, 241]. Nach umfangreichen Untersuchungen von Müller-Plathe [194, 195, 196] und Müller-Plathe u. Müller-Plathe [197] kann der Halbsättigungsdruck des Sauerstoffs ($pO_2 \langle 0,5 \rangle$) als repräsentativer Parameter für den Verlauf der ODK angesehen werden, deren gesamten Kurvenverlauf zu ermitteln sehr aufwendig und im Rahmen dieser Studie nicht erforderlich ist [80].

Für alte, gelagerte Blutkonserven wurde ein $pO_{2(0,5)}$ von $12,8 \pm 1,2$ mmHg gemessen [222], durchschnittlich $19,6 \pm 1,65$ Tage gelagertes Hundeblut hatte bei unseren Messungen sogar nur einen $pO_{2(0,5)}$ von $8,95 \pm 3,13$ mmHg.

Bei Patienten, die wegen eines rupturierten Aortenaneurysmas durchschnittlich 17 homologe Erythrozytenkonzentrate mit einem mittleren Alter von 11 Tagen erhalten hatten, fiel der $pO_{2(0,5)}$ von $27,3 \pm 2,3$ mmHg vor der Operation auf $22,4 \pm 2,1$ mmHg unmittelbar postoperativ ab. Diese Veränderungen korrelierten mit dem Abfall des gemischt-venösen Sauerstoffpartialdrucks ($p\bar{v}O_2$), d. h. eine Kompensation der durch die Bluttransfusionen erhöhten Sauerstoffaffinität konnte durch eine Erhöhung des Cardiac index nicht erreicht werden, da hierfür die „intrinsic myocardial performance" nicht ausreicht. Die Folge ist zwangsläufig ein reduzierter $p\bar{v}O_2$ infolge vermehrter arteriovenöser Ausschöpfung (Steigerung der $D_{a\bar{v}}O_2$) [279]. Aus diesen Untersuchungen wird das Risiko von alten Blutkonserven, insbesondere im Rahmen der Massivtransfusion oder beim kardialen Risikopatienten, deutlich.

Die Normwerte für den Halbsättigungsdruck von freiwilligen, gesunden Probanden werden mit Werten zwischen 25,1 und 28,3 mmHg angegeben [80, 182, 194, 223]. Dies bedeutet, daß bei unseren Hunden trotz eines hohen 2,3-DPG-Gehalts vergleichsweise niedrige Ausgangswerte des $pO_{2(0,5)}$ gemessen wurden (mittlerer Wert: $24,11 \pm 0,98$ mmHg).

Im Autotransfusionsblut wurde in zahlreichen Arbeiten ein normaler oder sogar erhöhter 2,3-DPG-Gehalt und $pO_{2(0,5)}$ ermittelt [6, 36, 204]. Der Grund dafür ist die kurze Verweildauer des Autotransfusionsblutes außerhalb des Organismus. Überraschenderweise fanden Reinhart et al. [222] den $pO_{2(0,5)}$ im autologen Erythrozytenkonzentrat deutlich erhöht ($36,8 \pm 6,3$ mmHg). Bei unseren Untersuchungen am Hund blieb der $pO_{2(0,5)}$ während des gesamten Versuchs bei Werten um 24 mmHg.

Neben diesen in vitro erhobenen Meßwerten kommt der direkten In-vivo-Messung des Gewebe-$pO_2$ eine große Bedeutung zu. Hierfür hat sich die von Kessler u. Lübbers [133] entwickelte Mehrdrahtoberflächenelektrode bewährt [178]. Während intraoperativer Autotransfusion mit dem Haemonetics Cell Saver konnten im Hundeversuch sowohl auf der Leber als auch auf dem Skelettmuskel keine nennenswerten Verschiebungen des mittleren Gewebe-$pO_2$ gefunden werden. Auf der Leber war der mittlere Gewebe-$pO_2$ 1h nach Autotransfusion drastisch auf $14,5 \pm 1,6$ mmHg abgefallen. Auf dem Skelettmuskel dagegen stieg er direkt nach Autotransfusion auf 37,2 ± 4,0 mmHg (Ausgangswert 30,6 ± 3,7 mmHg) an, 1h später betrug er 32,3 ± 2,6 mmHg.

Als Kontrollgruppe dienten splenektomierte Hunde, denen als Simulation einer Massivtransfusion mit gelagerten, homologen Blutkonserven das einfache zirkulierende Blutvolumen mit durchschnittlich 19,6 ± 1,65 Tage alten Erythrozytenkonzentraten und adäquater Plasmasubstitution mit Macrodex transfundiert wurde. Die Versuchsreihe mußte jedoch abgebrochen werden, da diese Hunde schwerste Zeichen einer Transfusionsreaktion mit massiver Hämaturie und kurz darauf eintretender Anurie sowie alle Zeichen des schwersten ARDS ("Transfusionslunge") mit Anstieg von PAP, PVR, $paCO_2$ und kritischem Abfall des $paO_2$ zeigten. Gleichzeitig nahmen bei der Gewebe-$pO_2$-Messung die anoxischen Bereiche massiv zu.

Die Ursache für diese schwere Transfusionsreaktion könnte in einer Unverträglichkeit des Blutes aufgrund verschiedener Blutgruppen begründet sein. Wenn auch Dudok de Wit et al. [61] davon ausgehen, daß in einem "short experiment" auf die Bestimmung von Blutgruppen beim Hund verzichtet werden könne und dies nur bei repetitiven Bluttransfusionen über einen längeren Zeitraum relevant werde, so weisen doch jüngere Arbeiten darauf hin, daß zumindest 3 verschiedene Blutgruppen [70], vielleicht aber auch zwischen 6 und 11 unterschiedliche Blutgruppen beim Hund vermutet werden müssen [40].

Persönliche Gespräche mit Kollegen, die große Erfahrungen mit Tierexperimenten haben, lassen den Schluß zu, daß in gelagertem Hundeblut massive, lagerungsbedingte Alterationen zu beobachten sind (Brückner persönliche Mitteilung; Lundsgaard-Hansen persönliche Mitteilung; Lunkenheimer persönliche Mitteilung; Messmer persönliche Mitteilung). Über eine adäquate Lagerung des Hundebluts in einem geeigneten Stabilisator mit dem Ziel, die hohe Hämolyserate zu senken, ist bisher nichts bekannt.

Insgesamt konnte mit den durchgeführten Untersuchungen nachgewiesen werden, daß die intraoperative Autotransfusion das Verhalten von 2,3-DPG und $pO_{2(0,5)}$ günstig beeinflußt. Dies steht in Übereinstimmung mit der vorliegenden Literatur [6, 36, 204, 208, 222]. Die erstmals bei autotransfundierten Versuchstieren durchgeführten Messungen des Gewebe-$pO_2$ mit der Mehrdrahtoberflächenelektrode nach Kessler u. Lübbers [133] bestätigen diese früher gewonnenen Resultate.


### 7.1.2 Verhalten des Lösungsmediums

Am Ende des Aufarbeitungsvorgangs im Haemonetics Cell Saver oder Dideco Autotrans BT 975 sind die autologen Erythrozyten in physiologischer Kochsalzlösung aufgeschwemmt. Die zuvor beschriebenen Untersuchungen wurden durchgeführt, um Kenntnis zu bekommen über das eventuelle Vorhandensein von Resten irgendwelcher Substanzen, die dem Patienten vielleicht nicht retransfundiert werden sollten.

*Elimination von freiem Hämoglobin, Kalium, Enzymen und Triglyzeriden.* Bei orthopädischen Operationen sind in besonders hohem Maße Verunreinigungen im Autotransfusionsblut zu finden [24, 47, 84, 85, 154, 187, 247, 257, 265]. Da nur selten, wie z. B. in der Gefäßchirurgie, das Blut aus einem Pool aufgesaugt werden kann, ist die Durchmischung mit Luft groß. Dies führt zu Turbulenzen im Saugersystem und fördert den Zellzerfall mit Hämolyse [64]. Außerdem wird häufig in größerem Umfange Fett aus der Knochenmarkshöhle in das Autotransfusionsblut eingeschwemmt, besonders beim Aufbohren der Markhöhle des Femurschaftes bei Implantation von Hüftprothesen.

Daß außerdem gerade bei orthopädischen Eingriffen das Autotransfusionsblut auch durch Knochenpartikel, Partikel und Knochenzement (Palakos), Abrieb von Metall- oder Kunststoffprothesen u. a. verunreinigt sein kann, stellt eine zusätzliche Indikation zum Einsatz von Autotransfusionsgeräten, in denen die autologen Erythrozyten separiert und gewaschen werden, dar.

Die vorliegende Arbeit zeigt in guter Übereinstimmung mit der einschlägigen Literatur [42, 90, 204] eine deutliche Reduktion des Anteils an freiem Hämoglobin im gewaschenen Erythrozytenkonzentrat von 630 ± 316 mg/dl auf 46 ± 31 mg/dl. Ebenso ist das Kalium im gewaschenen, autologen Erythrozytenkonzentrat auf 1,9 ± 0,7 mmol/l abgefallen, im Auffangreservoir des Autotransfusionsgerätes waren hingegen 6,7 ± 1,3 mmol/l gemessen worden. Gegenüber den Kaliumwerten bei Verwendung einfacher Autotransfusionsgeräte ohne Aufarbeitung des Autotransfusionsblutes oder gegenüber älteren homologen Erythrozytenkonzentraten ist diese verläßliche Kaliumelimination durch Waschen mit physiologischer Kochsalzlösung sehr vorteilhaft [3, 98, 119, 183, 282]. In Übereinstimmung mit Blumenberg et al. [25] waren auch die postoperativ gemessenen Serumelektrolyte im Normbereich.

Die SGOT- und die LDH-Aktivität waren als weitere Hämolyseparameter im Reservoir und im überfließenden Plasma stark erhöht (SGOT bis 150 mU/l, LDH bis 1800 mU/l). In den Proben des gewaschenen, autologen Erythrozytenkonzentrats, die aus dem Retransfusionsbeutel entnommen worden waren, war die SGOT-Aktivität in den Normbereich gesenkt (12,5 ± 7,9 mU/l), die LDH-Aktivität als empfindlichster Hämolyseparameter blieb mit durchschnittlich 330 ± 207 mU/l leicht erhöht, obwohl der Waschvorgang mit einer ausreichenden Menge Waschlösung (700 bis 1000 ml) bis zum Klarwerden der in den Abfallbeutel überfließenden Flüssigkeit durchgeführt worden war. Dies könnte vielleicht Ausdruck einer mechanischen Alteration durch den Zentrifugationsvorgang sein. Eine Hämaturie wurde jedoch bei unseren Patienten nie beobachtet, sie ist in geringem Ausmaß jedoch auch bei Verwendung von Autotransfusionsgeräten mit Zellseparations- und Waschvorgang beschrieben [85, 187].

Die Reduktion der Triglyzeride durch den Waschvorgang (99 ± 51 mg/dl im Auffangreservoir, 8 ± 9 mg/dl im Retransfusionsbeutel) läßt auf eine eindeutige Elimination von Fettpartikeln schließen. Trotzdem wurde gelegentlich, insbesondere in Verbindung mit dem Aufbohren der Femurschafthöhle bei künstlichem Hüftgelenksersatz, auch nach dem Aufarbeitungsvorgang noch eine auf dem autologen Erythrozytenkonzentrat aufschwimmende, dünne Fettschicht im Retransfusionsbeutel beobachtet. Nach Mikrofiltration über den Biotest MF 10B waren die Fettpartikel allerdings nicht mehr nachweisbar, Probleme in Verbindung mit der Retransfusion dieses Blutes sind nicht aufgetreten.


*Elimination von Heparin.* In zahlreichen Arbeiten wird besonders betont, daß die Autotransfusion mit einem Gerät, in dem die autologen Erythrozyten separiert und gewaschen werden, mit dem Vorteil verbunden sei, daß kein Antikoagulans zum Patienten retransfundiert wird [10, 42, 72, 85, 168, 187, 244]. Demgegenüber ist nur eine Arbeit bekannt, in der die Heparinkonzentrationen zu verschiedenen Zeitpunkten der intraoperativen Autotransfusion tatsächlich gemessen wurden [267]. Mit dem Polybrene-Neutralisationstest nach Grann et al. [96] wurden die Heparinkonzentrationen in der aus der Zentrifugenglocke überfließenden Waschlösung in Abständen von jeweils 100 ml bis zu einer Gesamtmenge an verwendeter Waschlösung von 1100 ml bestimmt. Nach 500 ml Waschlösung war der Heparinanteil in 7 von 8 Proben bereits auf Werte zwischen 0,2 und 0,4 I.E./ml abgesunken, für eine weitere Bluteinheit wurden bis zum Erreichen dieser Werte 600 ml Waschlösung benötigt. Keine Bluteinheit erforderte die Anwendung von mehr als 700 ml Waschlösung, um den Heparinanteil unter die unterste Nachweisgrenze von 0,2 I.E./ml abzusenken.

Es besteht insgesamt eine gute Korrelation zwischen den von Umlas u. O'Neill [267] und den von uns gemessenen Werten. Wenn wir auch wegen der starken Hämolyse und der daraus resultierenden Störung unseres Tests auf die Heparinbestimmungen in der Waschlösung bei 100, 200 usw. bis 600 ml verzichten mußten, so konnten wir doch bei Anwendung größerer Mengen Waschlösung (bis zu 1 000 ml) eine weitere Reduktion des Heparinanteils bis unter 0,01 I.E./ml nachweisen. Der hochempfindliche Heparinassay nach Yin et al. [287] zeigte hier eindeutige Vorteile gegenüber dem von Umlas u. O'Neill angewandten Verfahren zur Heparinbestimmung.

Über eine Störung des Polybrene-Neutralisationstests nach Grann et al. [96] machen Umlas u. O'Neill keine näheren Angaben. Vergleichende Messungen in unserem Labor zeigten, daß bei makroskopisch sichtbarer Hämolyse deutlich überhöhte Heparinwerte gemessen wurden [287].

In besonderem Maße interessiert aber die Frage, ob und wieviel Heparin nach dem Waschvorgang in dem retransfusionsbereiten, autologen Erythrozytenkonzentrat gemessen wurde. Erstaunlicherweise ist hier der gemessene Heparinanteil mit durchschnittlich 0,18 ± 0,208 I.E./ml höher als in der Waschlösung zum Ende des Waschvorgangs. Möglicherweise wurden hier doch in geringem Umfange Heparinmoleküle von der Erythrozytenmembran absorbiert, die später im Retransfusionsbeutel erneut in Lösung gingen.

Die Arbeit von Umlas u. O'Neill [267] ist aber nur von begrenztem Wert, da sie nur Angaben über den Heparinanteil in der überfließenden Waschlösung enthält. Diese Messungen sind aber für die klinische Anwendung letztlich irrelevant, da dieses Material ohnehin verworfen wird. Sollte dagegen der Heparinanteil im Lösungsmedium (physiologische Kochsalzlösung) der autologen Eryhtrozyten übermäßig hoch sein, so könnte hieraus eine unmittelbare Gefahr für den Patienten resultieren.

In unseren Untersuchungen war der Heparinanteil bei 15 von 32 untersuchten autologen Erythrozytenkonzentraten niedriger als 0,01 I.E./ml Heparin, der maximale, nur einmal gemessene Wert betrug 0,5 I.E./ml Heparin. Bei einem mittleren Hämatokrit von 58 ± 12% enthält ein autologes Erythrozytenkonzentrat mit einem Gesamtvolumen von 225 ml (Fassungsvermögen der Zentrifugenglocke) ca. 125 ml gepackte Erythrozyten und ca. 100 ml physiologische Kochsalzlösung. Unter Zugrundelegung des maximalen Meßwertes von 0,5 I.E./ml Heparin ergibt sich für das gesamte autologe Erythrozytenkonzentrat eine maximale Heparinmenge von 50 bis 60 I.E. Selbst wenn 10 autologe Erythrozytenkonzentrate mit diesem hohen Heparinanteil retransfundiert würden — was nach unseren Messungen sehr unwahrscheinlich ist —, würden dem Patienten durch die intraoperative Autotransfusion maximal ca. 600 I.E. Heparin zugeführt. Es ist kaum anzunehmen, daß diese Heparinmenge klinisch faßbare Gerinnungsstörungen auslösen könnte.

Mit einer Gerinnungsstörung ist vielmehr allein dadurch zu rechnen, daß bei der Herstellung von gewaschenen, autologen Erythrozytenkonzentraten die Thrombozyten und das gesamte abgesaugte Patientenplasma verworfen werden [30]. Insofern unterscheidet sich die intraoperative Autotransfusion aber in nichts von dem üblichen Vorgehen, intraoperative Blutverluste zunächst mit kristalloidalen und kolloidalen Substanzen, später (bei Hämatokrit unter 30%) mit homologen Erythrozytenkonzentraten auszugleichen. Ist unter dieser Therapie eine Verdünnungskoagulopathie zu beobachten, so ist die Gabe von tiefgefrorenem Frischplasma (fresh frozen plasma) indiziert [84, 85, 103, 247].

Die Diskussion um das beste Antikoagulationsverfahren während intraoperativer Autotransfusion ist nocht nicht abgeschlossen. Bei Verwendung einfacher Autotransfusionsgeräte ohne Aufarbeitung der Erythrozyten bietet sich nur die systemische Antikoagulation mit Heparin (z. B. bei gefäßchirurgischen Eingriffen) oder die auf das Autotransfusionsgerät begrenzte Antikoagulation mit ACD- oder CPD-Stabilisator an.

Bei allen Systemen besteht die Gefahr eines nicht korrekten Mischungsverhältnisses zwischen Zitratanteil und Blut. Die Folge kann lokale Koagulation in der Eigenblutkonserve sein oder eine Zitratintoxikation beim Patienten. Wenn diese auch für die korrekte Anwendung korrekt abgenommener homologer Bluteinheiten irrelevant sein soll [4, 29, 125], so kann sie nach Untersuchungen von Homann et al. [112] und Ten Duis [65] schwere bis tödliche Komplikationen im Rahmen der intraoperativen Autotransfusion herbeiführen.

Für die Antikoagulation des Autotransfusionsbluts bei Verwendung aufwendiger Geräte mit Zellseparation und Waschvorgang hat sich nach Angaben von Kingsley et al. [138] und Moore et al. [189] Heparin deutlich besser bewährt als die Verwendung von Stabilisatoren auf Zitratbasis.

*Elimination von Bakterien.* Bei Infektion des Wundgebiets oder traumatischer Eröffnung des terminalen Ileums oder des Dickdarms gilt die intraoperative Autotransfusion als kontraindiziert [32, 90, 170]. Einige Autoren beschreiben septische Krankheitsbilder nach intraoperativer Autotransfusion, wobei der Kausalzusammenhang von einigen bezweifelt wird [41, 85, 91, 260]. Auch bei Verwendung von Autotransfusionsgeräten mit der Möglichkeit, Erythrozyten zu separieren und zu waschen, besteht grundsätzlich das Risiko einer IAT-bedingten Sepsis. In einer klinischen Studie beobachteten Mattox et al. [172] bei 5 Patienten eine Kontamination des Autotransfusionsbluts mit Koloninhalt. Im weiteren Verlauf wurden in diesem Material positive Blutkulturen nachgewiesen, das Blut wurde den Patienten nicht retransfundiert, da ausreichend homologes Blut zur Verfügung stand. Den Feststellungen von Duff [63] und Mattox et al. [172], daß Keimmaterial aus dem Autotransfusionsblut auch durch Zellseparation und Waschen offensichtlich nicht ausreichend eliminiert werden kann, stehen Behauptungen gegenüber, die Infektionskeime würden durch den Waschvorgang vermindert [72, 128, 154, 257] oder sogar eliminiert [44].

In keiner der o. g. Arbeiten wurde versucht, unter kontrollierten Bedingungen die Keimzahl im kontaminierten Autotransfusionsblut vor bzw. nach dem Separations- und Waschvorgang in physiologischer Kochsalzlösung zu untersuchen. Da auch in der übrigen Literatur keine Arbeit zu dieser Fragestellung bekannt ist, wurde steriles, über den Lagerungszeitraum hinaus aufbewahrtes Blut unter kontrollierten Bedingungen mit typischen Leitkeimen einer Wundinfektion (Staphylococcus aureus) bzw. einer Darmkontamination (E. coli) kontaminiert und über den Haemonetics Cell Saver aufgearbeitet.

Bei vorgegebener Keimzahl wurde in der überfließenden Waschlösung eine deutliche, für Staphylococcus aureus signifikante Reduktion der Bakterienzahlen beobachtet. Dieses Ergebnis ist jedoch letztlich für den Autotransfusionsvorgang irrelevant. Viel entscheidender ist, daß durch den Separations- und Waschvorgang die Keimzahl in den autologen Erythrozytenkonzentraten selbst nicht entscheidend reduziert werden kann. Wenn auch die Verminderung der Keimzahl im retransfusionsbereiten Erythrozytenkonzentrat gegenüber dem Ausgangsmaterial für Staphylococcus aureus signifikant ist, so stellen diese Ergebnisse erneut die Kontraindikation der intraoperativen Autotransfusion sowohl bei infiziertem Wundgebiet als auch bei Operationen mit Eröffnung des terminalen Ileums oder des Dickdarms unter Beweis, wie dies bereits von anderen Autoren gefordert wurde [156, 229, 244]. Auch die Beobachtung, daß positive Blutkulturen bereits 24h nach IAT mit Keimübertragung nicht mehr nachweisbar seien [91, 144, 168], ändert nichts an diesem Vorgehen. Selbst durch Zusatz von verschiedenen Antibiotika zur Waschlösung konnten die Keimzahlen nicht sicher reduziert werden [227].

Eine Ausnahme von diesem Vorgehen kann nur dann vertretbar sein, wenn vitale Gefahr besteht, d. h. daß der Patient ohne Einsatz der IAT verbluten würde, da Fremdblut nicht oder in nicht ausreichender Menge zur Verfügung steht [228]. Es wird dann allerdings bewußt das Risiko einer Sepsis in Kauf genommen, das den frühzeitigen Einsatz einer effektiven antibiotischen Therapie erfordert.

*Elimination lokalantibiotikahaltiger Spüllösung.* In der hiesigen Klinik wird zur Spülung des Operationsgebiets bei orthopädischen Eingriffen eine Neomycin und Bacitracin (Nebacetin) enthaltende Spüllösung eingesetzt. Da diese Substanzen zur systemischen Anwendung wegen ihrer toxischen Nebenwirkungen nicht empfohlen werden können, bedurfte die von Turner et al. [266] aufgestellte Behauptung, antibiotikahaltige Spüllösungen würden durch den Waschvorgang eliminiert, der Überprüfung.

Für das oto- und nephrotoxische Neomycin [92, 226, 245, 276] hat das Council On Pharmacy And Chemistry [45] die toxische Serumkonzentration mit 0,2 mg/dl angegeben. In einer neueren Arbeit geht Federspil [78] davon aus, daß es eine kritische Serumschwellenkonzentration, bei deren Übersteigen die Ototoxizität exponential ansteigt, für Neomycin nicht gibt. Bei normaler Nierenfunktion sollte allerdings eine maximale parenterale Gesamtdosis von 2 g Neomycin nicht überschritten werden.

In unseren Untersuchungen war die höchste Neomycinkonzentration in einem aufbereiteten, autologen Erythrozytenkonzentrat mit 0,046 µg/ml gemessen worden. Unter Zugrundelegung dieses höchsten, einmalig gemessenen Wertes errechnet sich für ein autologes Erythrozytenkonzentrat, das etwa 100 ml NaCl 0,9% enthält, ein Gesamtneomycinanteil von 4,6 µg. Hieraus kann geschlossen werden, daß selbst Hunderte von Erythrozytenkonzentraten mit einem solchen Neomycinanteil nicht in der Lage wären, systemisch im Patienten zum Erreichen der toxischen Konzentrationsschwelle beizutragen.

Die maximale Neomycinkonzentration im Serum nach Abschluß der IAT war bei unseren Patienten 0,01 µg/ml. Das 20000fache wäre erforderlich, um toxische Neomycinkonzentrationen zu erreichen.

Das aus 9 Aminosäuren synthetisierte Polypeptidantibiotikum Bacitracin darf wegen seiner ausgeprägten Nephrotoxizität ebenfalls nur lokal angewendet werden [226, 245, 276]. Allerdings gibt Jawetz [120] in einer Übersicht aus dem Jahre 1956 an, daß sogar viele Patienten, die mit 80000 I.E. Bacitracin täglich über einen Zeitraum von 4 Wochen behandelt wurden, keine signifikante oder länger anhaltende Nierenfunktionsstörung entwickelten. Andererseits kann offensichtlich schon bei sehr viel niedrigeren Dosierungen eine Nierenschädigung mit Proteinurie, Hämaturie und Zylindrurie auftreten, tolerable Grenzkonzentrationen sind für Bacitracin in der Literatur nicht angegeben. Es ist aber anzunehmen, daß die bei unseren Patienten gemessenen Bacitracinkonzentration weit unterhalb irgendwelcher kritischer Grenzkonzentrationen lagen. Im gewaschenen, autologen Erythrozytenkonzentrat wurden maximal 0,27 I.E./ml Bacitracin gemessen, das ergibt für ein Erythrozytenkonzentrat eine Gesamtmenge von 27 I.E. Bacitracin. Die Bacitracinkonzentrationen im Patienten waren auch nach Beendigung der IAT unterhalb der Nachweisgrenze von 0,11 I.E. Bacitracin/ml Serum.

Ohne auf den Wert einer Anwendung von lokalantibiotikahaltiger Spüllösung während orthopädischer Operationen eingehen zu wollen, zeigen diese Untersuchungen, daß dieses Vorgehen keine Kontraindikation für die intraoperative Autotransfusion bedeutet. Bei keinem unserer Patienten ist ein Hör- oder Nierenleiden bekannt geworden, das wir mit der Anwendung von Lokalantibiotika und gleichzeitiger intraoperativer Autotransfusion in Zusammenhang bringen müßten.


## 7.2 Effektivität der Aufarbeitung gewaschener, autologer Erythrozytenkonzentrate

Bei allen blutreichen Operationen und besonders dann, wenn homologes Blut nicht oder in nicht ausreichender Menge zur Verfügung steht, ist eine Indikation zur Autotransfusion gegeben. Bei allen elektiven und notfallmäßigen Eingriffen hat sich die intraoperative Autotransfusion (IAT) bewährt. Ob in jedem Fall ein Autotransfusionsgerät mit der Fähigkeit, Erythrozyten zu separieren und zu waschen, eingesetzt werden soll, ist heute noch strittig. Eindeutige Indikationen für den Einsatz solcher Geräte sind heute orthopädische Operationen wegen der Notwendigkeit der Elimination von unerwünschten und für den Patienten möglicherweise schädlichen Bestandteilen im Autotransfusionsblut [24, 85, 187]. Ebenso wurden diese Geräte in der offenen Herzchirurgie eingeführt mit dem Ziel, auch hier intraoperativ autotransfundieren [44, 209, 259] oder aber thrombozytenreiches Plasma herstellen zu können [38, 100]. Am häufigsten aber wird dieses System in der offenen Herzchirurgie benutzt, um nach Beendigung der extrakorporalen Zirkulation das im Oxygenator verbleibende Volumen aufzuarbeiten. Durch Separation und Waschen der Erythrozyten ist eine Hämokonzentration möglich, die Retransfusion von freiem Hämoglobin und von großen Mengen kristalloider Lösungen (Priming der Herz-Lungen-Maschine) wird vermieden [27, 58, 130, 190, 191, 232, 262, 272]. Zur Konzentration des Oxygenatorinhalts wird alternativ die Ultrafiltration des zurückbleibenden diluierten Eigenbluts durchgeführt [114], bei der allerdings nur Flüssigkeit eliminiert werden kann, nicht aber Heparin oder freies Hämoglobin.

Andererseits wird bei Einsatz von Autotransfusionsgeräten mit Separation und Waschen der Erythrozyten das Verwerfen des gesamten Plasmas als nachteilig diskutiert [30]. Auch der Verlust z. B. von Immunglobulinen (IgG, IgA und IgM) ist beträchtlich [23]. Da jedoch bis heute keine Verfahren entwickelt werden konnten, die es ermöglichen, die für den Patienten unerwünschten Bestandteile aus dem Autotransfusionsblut oder speziell aus dem Plasma zu entfernen, muß zum gegenwärtigen Zeitpunkt das Verwerfen des gesamten Plasmas als einzige Alternative gesehen werden, will man nicht eine mögliche Gerinnungsstörung oder gar DIC, eine Mikroembolisation oder gar eine schwere Nierenschädigung in Kauf nehmen. Während noch 1978 Viviani et al. [274] die intraoperative Autotransfusion bei orthopädischen Operationen, offensichtlich in Unkenntnis der Weiterentwicklung auf dem Gebiet der Zellseparation und Waschung, ablehnten, hat sich das Verfahren bei unseren Patienten insgesamt bewährt.


### 7.2.1 Intraoperative Bilanzierung

Daß eine gute Kooperation zwischen Operateur und Anästhesist die zwingende Voraussetzung für eine effektive intraoperative Autotransfusion ist [204], wird spätestens bei der exakten Protokollierung und Überprüfung der Volumenbilanzen deutlich. In der Literatur über IAT bei herz- und gefäßchirurgischen Eingriffen wird über eine Fremdbluteinsparung von 50 bis

78,7% für die intraoperative Phase berichtet [25, 27, 244]. Daß Winton et al. [284] nur durchschnittlich 105 ± 88,7 ml Erythrozytenvolumen bei herzchirurgischen Eingriffen gewinnen konnten, ist nur durch nicht optimale Technik zu erklären. Auch aus dem orthopädischen Bereich gibt es eine Arbeit, in der über lediglich 20% Fremdbluteinsparung berichtet wird [154]. Bei diesen Zahlen muß man unterstellen, daß offensichtlich viel Blut in Tücher und Tupfer verlorenging, also insgesamt ineffektiv gesaugt wurde. Die Mehrzahl der Arbeiten gerade aus dem orthopädischen Bereich berichtet über bessere Ergebnisse. So betrug die Einsparung an Fremdblut bei Csencsitz u. Flynn [47] knapp 50%, andere Autoren konnten die Einsparungen bei Skolioseoperationen auf über 50% [265] bzw. 54% [85] steigern. Bei Hüftoperationen mit einem Anteil von 58%-Hüft-TEP-Auswechslungen erreichten Moller et al. [187] und Steady u. Müller [247] eine Fremdbluteinsparung von 61% in der intraoperativen Phase.

Demgegenüber sind die eigenen Ergebnisse durchaus ermutigend: Die hohe Fremdbluteinsparung von nahezu 90% in Gruppe 1 (Erstimplantation eine Hüft-TEP) ermöglichte es, zahlreiche Operationen gänzlich ohne Fremdblutgabe durchzuführen, was vor Einführung der intraoperativen Autotransfusion an der hiesigen Klinik kaum denkbar gewesen wäre. Es kann auch als günstig bezeichnet werden, daß bei Patienten der Gruppe 2 (Auswechseln einer Hüft-TEP) anstatt ca. 10,5 nur 2,25 Fremdbluteinheiten im mittleren Durchschnitt gegeben werden mußten. Gerade bei den überwiegend jungen Patienten der Gruppe 3 (dorsale Spondylodesen) erscheint es sinnvoll, die Fremdblutgabe soweit wie nur möglich zu reduzieren. Eine mögliche Induktion einer Posttransfusionshepatitis, aber auch die Entwicklung von irregulären Antikörpern oder eine HLA-Sensibilisierung, würde sich bei diesen Patienten besonders nachteilig auswirken [173, 192].

Bei allen 162 ausgewerteten Patienten konnte der mittlere Fremdblutbedarf um 75% reduziert werden, insgesamt wurden pro Patienten ca. 1100 ml autologe Erythrozyten, d. h. 5,5 Erythrozytenkonzentrate gewonnen.

### 7.2.2 Intra- und postoperative Bilanzierung

Da auch postoperativ noch Blut gegeben werden mußte, macht letztendlich der Eigenblutanteil nur noch gut 60% aus, aber im Vergleich zur Literatur ist auch dieses Ergebnis befriedigend. Zu erklären sind diese Resultate nur durch das stete Bemühen der Operateure bzw. derer Assistenten, das Blut aus dem Operationsgebiet optimal abzusaugen, so daß die Verluste in Tücher und Tupfer gering gehalten werden.

## 7.3 Ansätze zur Verbesserung des Autotransfusionssystems

Trotz der guten Erfahrung mit der intraoperativen Autotransfusion (IAT) an der hiesigen Klinik bleiben einige Wünsche offen, durch deren Verwirklichung die Effektivität der IAT weiter gesteigert werden könnte.

Folgende Anforderungen an ein optimales Autotransfusionsgerät sollten berücksichtigt werden [90, 169, 244]:

— schnelle Verfügbarkeit des Gerätes,
— leichte Bedienung,
— niedrige Kosten für Gerät und Einmalsysteme,
— Filtration des Blutes,
— geringe Blut-Luft-Berührungsfläche,
— einfache und nichtsystemische Antikoagulation,
— Fähigkeit zur Erythrozytenkonzentration,
— Beseitigung von zellulären und flüssigen Verunreinigungen und Fremdmaterial,
— schnelle Verfügbarkeit des autologen Blutes,
— sichere Verhütung von Luftembolie und Koagulopathie.

Da die Realisierung dieser Wünsche in einem Konzept nicht möglich ist, sollte wenigstens versucht werden, schrittweise die gegenwärtig verfügbaren Geräte weiter zu optimieren.

### 7.3.1 Optimierung des Aufsaugvorgangs und der Antikoagulation

Bisher wurden die Autotransfusionsgeräte mit der Möglichkeit der Zellseparation und Waschung sozusagen inkomplett geliefert, es fehlte nämlich stets die Einrichtung zur Vakuumabsaugung. Durch die Integration einer elektrisch betriebenen Vakuumpumpe mit einer subtilen Sogeinstellbarkeit im Bereich von 0 bis 300 mmHg beim Dideco Autotrans BT 975 ist hier ein erster Schritt getan.

Prinzipiell hat allerdings die Absaugung des Blutes mittels Vakuum ihre Probleme: Der Sog kann zwischenzeitlich aus Gründen der Praktikabilität nicht abgestellt werden, somit zieht über Stunden (bei langdauernden Operationen) ein Luftstrom durch das Auffangreservoir, auch wenn gar nicht gesaugt wird. Dies führt nicht nur zur Hämolyse, sondern fördert möglicherweise auch die Kontamination des Autotransfusionsblutes. Besser könnte dies durch Einführung einer Rollenpumpe gelöst werden [174], die der den Sauger bedienende Assistent mit einem Fußschalter bedient. Zwei weitere Vorteile wären mit diesem Konzept verbunden: Auch die Zufuhr von Heparin zur Antikoagulation könnte über diese Rollenpumpe geführt werden, so daß nur dann Heparin zuläuft, wenn tatsächlich auch gesaugt wird. Außerdem würde dieses Konzept die Verwendung von 2 Absaugsystemen gestatten, die beide an ein Auffangreservoir angeschlossen werden könnten. Bisher schon haben die Auffangreservoire mehrere Öffnungen für ein zusätzliches Saugersystem, sie können aber nicht benutzt werden, weil im Falle der Vakuumabsaugung immer der Weg des geringsten Widerstands beschritten wird: Wird ein Sauger in die Luft und der andere gleichzeitig in den Blutsee gehalten, so wird nur Luft angesaugt.

### 7.3.2 Direkte Retransfusion ohne Aufarbeitung

Die Aufbereitung eines autologen, gewaschenen Erythrozytenkonzentrats in einem der aufwendigeren Autotransfusionsgeräte (Haemonetics Cell Saver oder Dideco Autotrans) nimmt einen Zeitraum von 5–10min in Anspruch [42, 170]. Bei massiver Blutung kann allerdings eine sehr viel schnellere Retransfusion des Eigenbluts erforderlich werden.

Warnock et al. [277] haben kürzlich eine Modifikation des Haemonetics Cell Saver für die unmittelbare Retransfusion des Autotransfusionsblutes unter Umgehung der Zentrifugenglokke vorgeschlagen. Hierbei wird das Blut aus dem Auffangreservoir direkt über die Rollenpumpe zurück zum Patienten gepumpt. Diese Modifikation muß als gefährlich angesehen werden, da jederzeit, wie früher beim Bentley-ATS [72, 103, 170], hierdurch eine iatrogene Luftembolie verursacht werden kann.

Vor einer entsprechenden Abänderung des Autotransfusionssystems sollte abgeklärt sein, ob bei plötzlich auftretender, massiver Blutung das gewonnene Autotransfusionsblut direkt ohne weitere Aufarbeitung retransfundiert werden darf. Es ist durchaus vorstellbar, daß in dieser Situation auf eine Zellseparation und Waschung der autologen Erythrozyten gänzlich verzichtet werden kann: Bei kurzer Verweildauer außerhalb des Gefäßsystems ist die Aktivierung von plasmatischen Gerinnungsfaktoren gering, ebenso wird bei kurzzeitigem Blut-Gewebe-Kontakt und bei stetem Absaugen aus einem Blutsee die Hämolyserate niedrig gehalten. Da das Blut nur über einen kurzen Zeitraum den Intravasalraum verlassen hat, und da meistens bei Massivblutung zusätzlich eine Verdünnungskoagulopathie besteht, kann auf die Antikoagulation des Autotransfusionsblutes nahezu verzichtet werden. Möglicherweise bestehen überhaupt keine Bedenken dagegen, das Blut nach erfolgter Mikrofiltration unmittelbar zu retransfundieren. Gerade im Falle einer Massivblutung würde es sich darüber hinaus als günstig erweisen, daß das Patientenplasma bei Umgehung der Zentrifugenglocke nicht verworfen wird. Auch die bereits verabreichten Narkotika und Muskelrelaxantien würden dem Patienten erhalten bleiben und nicht durch IAT eliminiert [240].


### 7.3.3 Verkürzung der Aufarbeitungszeit

Sollte aber auch unter den Bedingungen einer Massivautotransfusion auf die Separation und den Waschvorgang der autologen Erythrozyten nicht verzichtet werden können, so sind Überlegungen anzustellen, wie die Arbeitsgeschwindigkeit der vorhandenen Systeme erhöht werden kann. Durch Erhöhung der Rollenpumpengeschwindigkeit (bisher maximal 300 ml/min) könnte der Füll- bzw. Waschvorgang in der Glocke sowie das Hochpumpen in den Retransfusionsbeutel beschleunigt werden. Um die Hämolyserate trotzdem möglichst niedrig zu halten, erscheint es aber sinnvoller, das gesamte Schlauchsystem vom Auffangreservoir zur Zentrifugenglocke und von dort zum Retransfusionsbeutel mit einem größeren Lumen zu versehen. Diese Vorstellungen wurden in dem neu entwickelten und kürzlich auf den Markt gekommenen Haemonetics Cell Saver 4 verwirklicht. Ob allerdings bei einer Pumpengeschwindigkeit über 300 ml/min der Waschvorgang seine Intensität behält, bedürfte weiterer Untersuchungen.

Eine andere Notwendigkeit zur Verkürzung der Aufarbeitungszeit ist die generelle Einrichtung einer Bremseinrichtung für die Zentrifugenglocke. Bei Geräten, die über diese Einrichtung nicht verfügen, z. B. Haemonetics Cell Saver I, werden zwischen Beendigung des Waschvorgangs und Hochpumpen in den Retransfusionsbeutel wertvolle Sekunden sinnlos vertan.


Auf dem Workshop „Autotransfusion — Aktueller Stand — Zukunftsaspekte" [111], der am 10. März 1984 in Wiesbaden stattfand, wurden die derzeit verfügbaren Autotransfusionssysteme diskutiert und Verbesserungsvorschläge aufgezeigt.

# 8 Schlußfolgerungen und Zusammenfassung

In Kenntnis der Risiken der homologen Bluttransfusion hat in den letzten Jahren ein eigentlich viel älteres Verfahren, die Autotransfusion, wieder zunehmendes Interesse geweckt. Neben der präoperativen Blutentnahme und der isovolämischen Hämodilution hat sich, gleichermaßen für elektive wie für notfallmäßige Eingriffe geeignet, die intraoperative Autotransfusion bewährt.

Für die intraoperative Anwendung stehen 2 unterschiedliche Systeme zur Verfügung. Bei den einfacheren Geräten (Bentley-ATS, Sorenson-Einheit, Solcotrans) wird das Blut aus dem Operationsgebiet aufgesaugt, antikoaguliert und nach erfolgter Filtration dem Patienten retransfundiert. Die sofortige Verfügbarkeit des Blutes, die Einfachheit und der niedrige Preis zeichnen diese Systeme aus. Andererseits werden auch unerwünschte Bestandteile zum Patienten retransfundiert, insbesondere freies Hämoglobin, Antikoagulans und durch den Gewebe-Blut-Kontakt aktivierte Gerinnungsfaktoren. Die Folge könnten eine Hämaturie, möglicherweise sogar Nierenversagen, und Gerinnungsstörungen im Sinne einer disseminierten intravasalen Koagulation (DIC) sein.

Seit Mitte der 70er Jahre stehen Autotransfusionsgeräte zur Verfügung, in denen das aufgesaugte Blut einem aufwendigen Aufbereitungsvorgang unterworfen wird. Durch Zellseparation werden die autologen Erythrozyten vom hämolytischen Plasma getrennt und anschließend in physiologischer Kochsalzlösung gewaschen. Das Endresultat sind gewaschene, autologe Erythrozyten, konzentriert auf einen Hämatokrit um 60%. Freies Hämoglobin, Kalium, Enzyme des Zellzerfalls (SGOT und LDH) sowie Triglyzeride werden bei dem Aufbereitungsverfahren ebenso eliminiert wie das zugegebene Antikoagulans Heparin und die zur Spülung des Operationsgebiets benutzte lokalantibiotikahaltige Spüllösung. Bakterien allerdings werden nicht in ausreichendem Maße aus dem System eliminiert, so daß von der Anwendung der intraoperativen Autotransfusion bei lokaler Infektion des Operationsgebiets oder bei Eröffnung des terminalen Ileums oder Teilen des Dickdarms (Kolon, Sigma oder Rektum) abgeraten werden muß. Ebenso ist die intraoperative Autotransfusion bei tumorchirurgischen Eingriffen kontraindiziert, da jederzeit mit einer hämatogenen Tumorausbreitung zu rechnen wäre.

Die autologen Erythrozyten überstehen den Aufarbeitungsvorgang ohne allzu große Alteration: Im gewaschenen, autologen Erythrozytenkonzentrat sind die Hämoglobin- und Hämatokritwerte über die Norm erhöht im Sinne einer Hämokonzentration. Dies ist bei Massivautotransfusion oder bei herzchirurgischen Eingriffen vorteilhaft, um eine Überwässerung des Patienten mit der Gefahr eines Lungenödems zu vermeiden.

Die Lebensdauer der Erythrozyten, die mit diesem Verfahren aufgearbeitet wurden, ist gegenüber unbehandelten Erythrozyten nur unbedeutend um ca. 3% verkürzt.

Rasterelektronenmikroskopische Untersuchungen zur Morphologie der Erythrozyten lassen den Schluß zu, daß auch während der Autotransfusion einige Erythrozyten durch Hämolyse zugrunde gehen. Möglicherweise handelt es sich hierbei um ältere, bereits wandschwache Erythrozytenpopulationen, die den mechanischen Belastungen des Aufarbeitungsvorgangs nicht mehr gewachsen sind.

Im Rückschluß würde dies bedeuten, daß überwiegend juvenile, voll funktionsfähige Erythrozyten retransfundiert würden. Unmittelbar vor Retransfusion zum Patienten ist das Aussehen der autologen Erythrozyten jedenfalls weitgehend unauffällig. Aus diesen morphologischen Untersuchungen können jedoch noch keine Rückschlüsse auf die Funktionsfähigkeit der autologen Erythrozyten gezogen werden.

Messungen des intraerythrozytären 2,3-Diphosphoglycerats (2,3-DPG) und des Halbsättigungsdrucks für Sauerstoff zeigen diese Parameter bei autologen Erythrozyten weitgehend unverändert, so daß die natürliche Funktion der Erythrozyten, Sauerstoff zu speichern und im Gewebe abzugeben, voll erhalten bleibt. Homologe Erythrozyten in älteren Blutkonserven sind jedoch zur Sauerstoffabgabe in der Peripherie kaum mehr in der Lage, da durch massiven Abfall des 2,3-DPG die Sauerstoff-Bindungskurve nach links verschoben ist (Abfall des $pO_{2(0,5)}$.

Neben diesen neuen Erkenntnissen spricht weiterhin für die Autotransfusion, daß mit dem Blut übertragene Infektionskrankheiten (Hepatitis, Syphilis, Malaria, Epstein-Barr- und Zytomegalievirus, vielleicht auch Toxoplasmose und AIDS) vermieden werden können.

Fehler beim Bestimmen der Blutgruppe und beim Kreuzen von Konserven sind eliminiert, Transfusionsreaktionen jeder Art und Sensibilisierungen der Empfänger gegen das „Fremdmaterial" (Eiweißantigene, HLA) unterbleiben.

Trotzdem wird auch in Zukunft die homologe Bluttransfusion ihren festen Platz in der konservativen und der operativen Medizin behalten. Die verschiedenen Autotransfusionsverfahren können die homologe Bluttransfusion häufig, aber nicht immer ersetzen. Eine Weiterentwicklung und Verbesserung der Systeme zur intraoperativen Autotransfusion könnte dazu führen, daß in Zukunft weitere Fortschritte auf dem Gebiet der Transfusionsmedizin zu verzeichnen sind, die zum Ziel haben, dem Patienten das beste Blut anzubieten, das es gibt, nämlich sein eigenes.

# 9 Literatur


1. Aach RD, Kahn RA (1980) Post-transfusion-hepatitis: Current perspectives. Ann Intern Med 92: 539–546
2. Aach RD, Szmuness W, Mosley JW et al (1981) Serum alanine aminotransferase of donors in relation to the risk of non-A, non-B hepatitis in recipients. N Engl J Med 304:989–994
3. Aaron RK, Breazley RM, Riggle GC (1974) Hematologic integrity after intraoperative allotransfusion. Arch Surg 108:831–837
4. Abdulla W, Frey R (1982) Praxis der Bluttransfusion und Blutgerinnung in der operativen Medizin. Fischer, Stuttgart New York, S 92–93
5. Abdulla W, Witzke G, Frey R (1979) Die Bluttransfusion im operativen Bereich und ihre Risiken. Anästhesiol Intensivmed 20:278–284
6. Adhoute BG, Bleyn JA (1981) Autotransfusion in vascular surgical practice. In: Hauer JM, Thurer RL, Dawson RB (eds) Autotransfusion. Proceedings of the 1st International Autotransfusion Symposium. Elsevier/North Holland, New York Amsterdam Oxford, pp 29–41
7. Alter H (1981) Homologous blood – current status of transfusion related complications. In: 2nd International Autotransfusion Symposium, Cambridge, Mass. (USA), June 8–9, 1981
8. Alter HJ, Tabor E, Meryan HT et al (1978) Transmission of hepatitis B virus infection by transfusion of frozen-deglycerolized red blood cells. N Engl J Med 298:637–642
9. Andreoli F, Pernice LM, Marsili M (1977) Intraoperative autologous hemotransfusion prospective: Its application in modern surgical practice. Osp Ital Chir 30:1
10. Annexton M (1978) Autotransfusion for surgery: A comeback? JAMA 240:2710–2711
11. Ansell J, Parrilla N, King M et al (1982) Survival of autotransfused red blood cells recovered from the surgical field during cardiovascular operations. J Thorac Cardiovasc Surg 84:387–391
12. Ascari WO, Jolly PC, Thomas PA (1968) Autologous blood transfusion in pulmonary surgery. Transfusion 8:111–115
13. Baumgarten K (1977) Indikation zur Transfusion von Eryhtrozytenkonzentraten. Infusionstherapie 4:101–104
14. Beisbarth H, Suyama T (1982) Perfluorochemicals (PFCs) – technological and experimental aspects. In: Frey R, Beisbarth H, Stosseck K (eds) Oxygen carrying colloidal blood substitutes. Zuckschwerdt, München, pp 3–12
15. Beiting CV, Kozak KJ, Dreffer RL, Stinnett JD, Alexander JW (1978) Whole blood vs. packed red cells for resuscitation of hemorrhagic shock: An examination of host defense parameters in dogs. Surgery 84:194–200
16. Bell W (1978) The hematology of autotransfusion. Surgery 84:695–699
17. Benveniste D, Lund B, Nielsen J, Poul Pedersen JE (1978) Fresh autotransfusion in major surgery. Acta Anaesth Scand 22:1–6
18. Bergmann H (1973) Blut und Blutersatz. Infusionstherapie 1:8–14
19. Bergmann H (1978) Effektivität der Bluttransfusionsfilter. In: Lawin P, Morr-Strathmann U (Hrsg) Aktuelle Probleme der Intensivbehandlung I. Thieme, Stuttgart (Intensivmedizin, Notfallmedizin, Anästhesiologie, Bd 12, S 59–69)
20. Bergmann H (1978) Die Bedeutung der Mikrofiltration bei der Bluttransfusion. Infusionstherapie 5:355–360
21. Beutler E, Wood L (1969) The in vivo regeneration of red cell 2,3 diphosphoglyceric acid (DPG) after transfusion of stored blood. J Lab Clin Med 74:300–304

22. Blumenberg D, Homann B, Sperling M (1980) Erste Erfahrung mit dem Haemonetics-Cell-Saver. Ein neues System zur Autotransfusion. Wiss Inf Fresenius 10:385–394

23. Blumenberg D, Homann B, Sperling M (1981) Behaviour of immune globuline in patients after autotransfusion with the Haemonetics Cell Saver. Anesth Analg 60:242–243

24. Blumenberg D, Homann B, Küsswetter W, Engelhardt W (1981) Die intraoperative Autotransfusion mit dem Haemonetics Cell Saver in der Orthopädie – Einsatz eines neuen Autotransfusionssystems. In: 17. Zentraleuropäischer Anästhesiekongress ZAK, Berlin, 15.–19. 9. 1981

25. Blumenberg D, Trusheim B, Homann B, Sperling M (1982) Die intraoperative Autotransfusion mit dem Haemonetics Cell Saver in der Gefäßchirurgie – Einsatz eines neuen Autotransfusionssystems. Angio Arch 3:66–69

26. Blundell J (1818) Experiments on the transfusion of blood by the syringe. Med Chir Trans 9:56–92

27. Böttger P, Minale C, Lo HB, Messmer BJ (1983) Homologer Blutverbrauch bei Herzoperationen mit und ohne Einsatz des Haemonetics Cell Saver. Kardiotechnik 6:20–23

28. Bowmann HS, Oski FA, Reihart J, Simmonds MA, Cunningham RK (1976) Studies of the recovery and the cost of low-glycerol cryopreserved human red blood cells. Transfusion 16:113–121

29. Boyan H (1975) Herzstillstand bei Massivtransfusion. In: Bergmann H, Blauhut B (Hrsg) Anästhesie und ZNS, Technische Gefahren der Anästhesie. Medikamentöse Wechselwirkungen, Massivtransfusion. Springer, Berlin Heidelberg New York (Anästhesiologie und Wiederbelebung, Bd 90, S 316–322)

30. Brewster DC, Ambrosino JJ, Darling RC, Davidson JK, Warnock DF, May AR, Abbott WM (1979) Intraoperative autotransfusion in major vascular surgery. Am J Surg 137:507–513

31. Brodie TA (1981) Intraoperative autotransfusion with the modified Bentley unit. In: 2nd International Autotransfusion Symposium, Cambridge, Mass. (USA), June 8–9, 1981

32. Brzica SM, Pineda AA, Taswell HF (1976) Autologous blood transfusion. Mayo Clin Proc 51:723–737

33. Bube FW (1979) Leichenbluttransfusion. Dtsch Med Wochenschr 104:722

34. Bucher U (1982) Klinik und Therapie des hämolytischen Transfusionszwischenfalls. Umweltmedizin 5:29–34

35. Calkins JM, Vaughan RW, Cork RC, Barberii J, Eskelson C (1980) Critical importance of diluting packed RBS for transfusion. Anesthesiology 53:S169

36. Carter RF, McArdle B, Morritt GM (1981) Autologous transfusion of mediastinal drainage blood. A report of its use following open heart surgery. Anaesthesia 36:54–59

37. Cochran WG, Snedecor GW (1973) Statistical methods. Iowa State University Press, Iowa, pp 327–328

38. Cohn LH, Salomon S, Lee-Son S, Sandberg G, Collins JJ (1978) Sequestration of platelet-rich plasma for patients undergoing coronary bypass operations (Proceedings). Blood Conservation Institute (BCI), Natick, Mass (USA)

39. Coleman DH, Stevens AR, Dodge HT (1953) Rate of blood regeneration after blood loss. Arch Intern Med 92:341–348

40. Colling DT, Saison R (1980) Canine blood groups. 1. Description of new erythrocyte specificities. Anim Blood Groups Biochem Genet 11:1–12

41. Collins JJ (1981) Vascular surgery. In: 2nd International Autotransfusion Symposium, Cambridge, Mass. (USA), June 8–9, 1981

42. Cona J (1977) Autotransfusion: Current status. Med Instrum 11:341–343

43. Contreras TJ, Lang DJ, Pivacek LE, Valeri CR (1979) Occurence of HBsAg, anti-HBs, and anti-CMV following the transfusion of blood products. Transfusion 19:129–136

44. Cordell AR, Lavender SW (1981) An appraisal of blood salvage technique in vascular and cardiac operations. Ann Thorac Surg 31:421–425

45. Council on Pharmacy and Chemistry (1954) New and nonofficial remedies. JAMA 154:338–339

46. Cowell HR, Swickard JW (1974) Autotransfusion in children's orthopaedics. J Bone Joint Surg [Am] 56:908–912

47. Csencsitz TA, Glynn JC (1979) Intraoperative blood salvage in spinal deformity surgery in children. J Fla Med Assoc 66:31–34

48. Cuello L, Vasquez E, Perez V (1967) Autologous blood transfusion in cardiovascular surgery. Transfusion 7:309–315

49. Cullen DJ, Kunsman J, Caldera D, Dennis RC, Valeri CR (1980) Comparative evaluation of new fine-screen filters: Effects on blood flow rate and microaggregate removal. Anesthesiology 53:3–8

50. Cunningham AJA (1982) Controlled hypotension to minimize blood loss of anaemic Jehovah's witness patient undergoing total hip and shoulder replacement. Br J Anaesth 54:895–898

51. Curtis CH (1981) Autotransfusion in gynecologic hemoperitoneum. Pacific Coast Obstet and Gynecol Society, Pebble Beach

52. Dahmen E, Ohlmeier H, Hoppe I (1978) Eigenblutspende und Eigenbluttransfusion bei kardiochirurgischen Risikopatienten. Thoraxchirurgie 26:27–38

53. Dahmen E, Malchus R, Hoppe I (1980) Hepatitis after cardiosurgery. Frequencies and causes. Results of a prospective study with use of autologous blood. Thorac Cardiovasc Surg 28:1–6

54. Davidson SJ (1978) Emergency unit autotransfusion. Surgery 84:703–707

55. Davis LE, Cushing H (1925) Experiences with blood replacement during or after major intracranial operations. Surg Gynecol Obstet 40:310–322

56. Dewar CL, Wolowyk MW (1979) Scanning electron microscopy of blood bells. Microsc Acta 81:209–216

57. Dickson JH, Harrington PR (1973) The evolution of the Harrington instrumentation technique in scoliosis. J Bone Joint Surg [Am] 55:993–1002

58. Dietrich W, Göb E, Barankay A, Richter JA (1982) Einfluß von Hämodilution und Hämoseparation auf Blutverbrauch bei aortokoronaren Venenbypass-Operationen. Anaesthesist 31:493

59. Dorang LA, Klebanoff G, Kemmerer WT (1972) Autotransfusion in long-segment spinal fusion. An experimental model to demonstrate the efficacy of salvaging blood contaminated with bone fragments and marrow. Am J Surg 123:686–688

60. Doty DB, Wright CB, Lamberth WC, Spoto G, Garrett WV, Cram AE (1978) Aortocaval fistula associated with aneurysm of the abdominal aorta: Current management using autotransfusion techniques. Surgery 84:250–252

61. Dudok de Wit C, Coenegracht NACJ, Poll PHA, von der Linde JD (1967) The practical importance of blood groups in dogs. J Small Anim Pract 8:285–289

62. Due TL, Johnson JM, Wood MD, Hale HW (1975) Intraoperative autotransfusion in the management of massive hemorrhage. Am J Surg 130:652–658

63. Duff L (1983) Intraoperative autotransfusion. AORN J 37:1102–1112

64. Duis Ten HJ (1982) The effects on blood elements of the method of suction employed. In: Intraoperative autotransfusion. The effects on blood elements in dogs. Van Denderen, Groningen, pp 43–79

65. Duis Ten HJ (1982) The effects on blood elements of the methods of anticoagulation. In: Intraoperative autotransfusion. The effects on blood elements in dogs. Van Denderen, Groningen, pp 80–99

66. Duncan J (1886) On re-infusion of blood in primary and other amputations. Br Med J I:192–193

67. Dyer RH (1966) Intraoperative autotransfusion. A preliminary report and new method. Am J Surg 112:874–878

68. Eckart J, Schaaf H (1978) Probleme bei der Massivtransfusion. Infusionstherapie 5:346–352

69. Eckert G (1980) Der Einsatz von kleinporigen Bluttransfusionsfiltern zur Verhütung pulmonaler Mikroembolien. Anästh Intensivther Notfallmed 15:201–206

70. Ejima H, Kurokawa K, Ikemoto S (1980) Comparison test of antibodies for dog blood grouping. Jpn J Vet Sci 42:435–441

71. Ellison N, Wurzel HA (1975) The blood shortage: Is autotransfusion an answer? Anesthesiology 43:288–290

72. Emminizer S, Klopp EH, Hauer JM (1981) Autotransfusion: Current status. Heart Lung 10:83–87

73. Enzmann V, Nowak W, Sarubin J (1983) Ein neues Plastikbeutel-Überleitungssystem zur Verdünnung von Erythrozytenkonzentraten. Anästh Intensivther Notfallmed 18:47–49

74. Ericson A, Verdier de CH (1972) Measurement of 2,3-diphosphoglycerate. Scand J Clin Lab Invest 29:85–90

75. Ewerwahn WJ (1981) Lokale Antibiotikaanwendung bei Eingriffen am Knochen. In: CLA'81, Colloquium Lokalantibiotikum. Schnetztor, Konstanz, S 93–98

76. Eyrich K, Braun-Heine A, Sefrin P, Wiebecke D (1978) Klinische Gesichtspunkte der Massivtransfusion. Infusionstherapie 5:340–344

77. Fahmy NR, Chandler HP, Patel DG, Lappas DG (1980) Hemodynamics and oxygen availability during acute hemodilution in conscious man. Anesthesiology 53:84

78. Federspil P, Tiesler E, Wenk M (1981) Pharmakokinetik zur Ototoxizität des Neomycins. In: CLA 81, Colloquium Lokalantibiotikum. Schnetztor, Konstanz, S 33–46

79. Feist HW, Götz E, Warth G, Baumann G, Becker HM (1976) Autotransfusion bei Beckenvenenthrombosenoperation. Prakt Anästh 11:214–222

80. Festa RS, Asakura T (1979) The use of an oxygen dissociation curve analyzer in transfusion therapy. Transfusion 19:107–113

81. Finch S, Haskins D, Finch CA (1950) Iron metabolism: Hematopoiesis following phlebotomy; iron is a limiting factor. J Clin Invest 29:1078–1086

82. Fischer K, Lawin P (1963) Klinische und tierexperimentelle Untersuchungen über das Verhalten $^{51}$Cr-markierter Erythrozyten bei intrathorakalen Eingriffen in Hypothermie. Anaesthesist 12:81–84

83. Fleming AW, Green DC, Brott WH, Radcliffe JH, Burns MG, Lowe MM (1981) Design and implementation of a predeposit autologous blood transfusion program. In: Hauer JM, Thurer RL, Dawson RB (eds) Autotransfusion. Proceedings of the 1st International Autotransfusion Symposium. Elsevier/North Holland, New York Amsterdam Oxford, pp 133–150

84. Flynn JC, Csencsitz TS (1979) Present status of intraoperative blood recovery during orthopaedic surgery. Jefferson Orthop J 8:22–25

85. Flynn JC, Metzger CR, Csencsitz TA (1982) Intraoperative autotransfusion (IAT) in spinal surgery. Spine 7:432–435

86. Gänshirt KH, Walker WH (1977) Untersuchungen über in vitro-Mischbarkeit von Erythrozytenkonzentrat mit Infusionslösungen. In: Ahnefeld FW, Bergmann H, Burri C, Dick W, Halmagyi M, Rügheimer E (Hrsg) Infusionslösungen. Technische Probleme in der Herstellung und Anwendung. Springer, Berlin Heidelberg New York (Klinische Anästhesiologie und Intensivtherapie, Bd 14, S 228–235)

87. Gersonde K, Nicolau C (1980) Modification of the oxygen affinity of intracellular haemoglobin by incorporation of polyphosphates into intact red blood cells and enhanced $O_2$ release in the capillary system. Bibl Haematologica 46:81–92

88. Gilcher RO, Orr MD (1975) Intraoperative autotransfusion. Transfusion 15:520

89. Gilcher RO, Orr MD (1976) Intraoperative autotransfusion. Proceedings of the Advanced Component Seminar, Haemonetics Research Institute (HRI)

90. Gilcher RO, Orr M (1979) Intraoperative blood salvage. In: Hemotherapy in trauma and surgery, a technical workshop. Presented by the Committee on Technical Workshops. American Association of Blood Banks, Chapter V, pp 57–66

91. Glover JL, Smith R, Yaw P, Radigan LR, Plawecki R, Link W (1976) Intraoperative autotransfusion: An underutilized technique. Surgery 80:474–479

92. Goodmann LS, Gillman AG (1975) The pharmacological basis of therapeutics. Macmillan, New York Torronto London, pp 1178–1180

93. Götz E, Warth G (1973) Erste Erfahrungen mit einem Autotransfusionsgerät. In: 13. Zentraleuropäischer Anästhesiekongreß (ZAK), Linz, 5.–8. 9. 1973

94. Götz E, Thoma H, Schäfer A (1973) Hepatitis in Abhängigkeit von der transfundierten Konservenzahl. 13. Zentraleuropäischer Anästhesiekongreß (ZAK), Linz, 5.–8. 9. 1973

95. Grady GF, Bennett AJE (1972) Risk of posttransfusion hepatitis in the United States. A prospective cooperative study (National Transfusion Hepatitis Study). JAMA 220:692–701

96. Grann VR, Homewood K, Golden W (1972) Polybrene neutralization as a rapid means of monitoring blood heparin levels. Am J Clin Pathol 58:26–32

97. Grant FC (1921) Autotransfusion. Ann Surg 74:253–254

98. Haar von der E (1982) Der Einfluß zweier Bluterwärmungsverfahren auf die Qualität von Erythrozytenkonzentraten verschiedenen Alters. Med Dissertation, Universität Münster

99. Hardy RW, Nash CL, Brodkey JS (1973) Follow-up report, experimental and clinical studies in spinal cord monitoring: The effect of pressure anoxia and ischemia on spinal cord function. Proceedings of the Scoliosis Research Society. J Bone Joint Surg [Am] 55:435

100. Harke H, Tanger D, Fürst-Denzer S, Papachrysanthou C, Bernhard A (1976) Einfluß und Rückwirkungen einer präoperativen Thrombocytenseparation auf den postoperativen Blutverlust nach Eingriffen mit extracorporaler Zirkulation. Wiss Inf Fresenius 6:183–200

101. Hasselbring H, Weidringer G, Steinlein H (1979) Der Nutzeffekt der präoperativen Hämodilution aus klinischer und theoretischer Sicht. Anaesthesist 26:30–32

102. Hauer JM (1981) Autotransfusion in trauma surgery. In: Hauer JM, Thurer RL, Dawson RB (eds) Autotransfusion. Proceedings of the 1st International Autotransfusion Symposium. Elsevier/North Holland, New York Amsterdam Oxford, pp 93–103

103. Hauer JM (1981) Autotransfusion in trauma surgery – an overview. In: 2nd International Autotransfusion Symposium, Cambridge, Mass. (USA), June 8–9, 1981

104. Hauss J, Schönleben K, Spiegel H-U (1982) Therapiekontrolle durch Überwachung des Gewebe-pO$_2$. Eine tierexperimentelle und klinische Studie. Huber, Bern Stuttgart Wien (Aktuelle Probleme in der Angiologie, Bd 41, S 37–58)

105. Heimbecker RO, McKenzie FN, Rossouw GJ (1981) Recycling blood. In: Hauer JM, Thurer RL, Dawson RB (eds) Autotransfusion. Proceedings of the 1st International Autotransfusion Symposium. Elsevier/North Holland, New York Amsterdam Oxford, pp 115–126

106. Hein H (1970) Verfahren zur Bestimmung kleiner Mengen von Neomycin. Zentralbl Bakteriol Mikrobiol Hyg [A] 214:259–261

107. Highmore W (1874) Practical remarks on an overlooked source of blood-supply for transfusion in post-partum haemorrhage. Lancet I:89

108. Hillmann RS, Henderson PA (1969) Control of marrow production by the level of iron supply. J Clin Invest 48:454–460

109. Hirlinger WK, Kilian J (1982) Fluosol DA 20% als sauerstofftransportierendes Volumenersatzmittel: Bringt das was? Notfallmedizin 8:1191–1204

110. Homann B (1984) Die Autotransfusion mit dem Sorenson Gerät, In: Lawin P, Paravicini D (1984) Hämodilution und Autotransfusion in der perioperativen Phase. Schriftenreihe INA (Hrsg.: Lawin P, von Löwenich V, Schölmerich P, Stoeckel H, Zumtobel V), Band 49. Thieme, Stuttgart New York, S 73–82

111. Homann B, Paravicini D (1984) Autotransfusion – Aktueller Stand – Zukunftsaspekte. Anaesthesist 33:598–605

112. Homann B, Schmitt P, Klaue P (1981) Änderung der Pumpfunktion des rechten Ventrikels unter der „Druckautotransfusion" mit Citrat und Heparin. Anaesthesist 30:514–520

113. Homann B, Dösch C, Klaue P (1981) Das QT-Intervall unter der „Druckautotransfusion" mit Citrat und Heparin. Anaesthesist 30:561–566

114. Hopeck JM, Lane RS, Schroeder JW (1981) Oxygenator volume control by parallel ultrafiltration to remove plasma water. J Extracorp Tech 13:267–271

115. Horsch S, Schmidt R, Imhoff M, Pichlmaier H (1983) Ein neues Verfahren zur intraoperativen Autotransfusion. Infusionstherapie 10:71–73

116. Horsch S, Imhoff M, Schmidt R (1984) Klinische Aspekte der Vollblut-Autotransfusion mit dem neuen Solcotrans®. In: Homann B, Paravicini D (1984) Autotransfusion – Aktueller Stand – Zukunftsaspekte. Anaesthesist 33:598–605

117. Husemann B, Dittrich H (1973) Die antibakterielle Aktivität von Nebacetin bei Applikation in Herzbeutel und Mediastinum. Fortschr Med 91:797–798

118. Isbister JP, Davis R (1980) Should autologous blood transfusion be rediscovered? Anaesth Intensive Care 8:168–171

119. Isbister JP, Scurr RD (1978) Blood transfusion therapy: Components, indications, complications and controversies. Anaesth Intensive Care 6:297–309

120. Jawetz E (1956) Polymyxin, neomycin, bacitracin. In: Medical Encyclopedia (ed) Antibiotics monographs, No 5. Medical Enzyclopedia, New York, pp 54–57

121. Jesch F, Peter K, Messmer K (1982) Stromafree hemoglobin solutions – actual state. In: Frey R, Beisbarth H, Stosseck K (eds) Oxygen carrying colloidal blood substitutes. Zuckschwerdt, München, pp 13–18

122. Jesch FH, Peters W, Hobbhahn J, Schoenberg M, Messmer K (1982) Oxygen-transporting fluids and oxygen delivery with hemodilution. Crit Care Med 10:270–274

123. Johnston B, Kamath BSK, McLellan I (1979) An autotransfusion apparatus. Anaesthesia 32:1020–1023

124. Kafer ER (1980) Respiratory and cardiovascular functions in scoliosis and the principles of anesthetic management. Anesthesiology 52:339–351

125. Kahn RC, Jascott D, Carlon GC, Schweizer O, Howland WS, Goldinger PL (1979) Massive blood replacement: Correlation of ionized calcium, citrate, and hydrogen ion concentration. Anesth Analg 58:274–278

126. Kaplan JA, Cannarella C, Jones EL, Kutner MH, Hatcher CR, Dunbar RW (1977) Autologous blood transfusion during cardiac surgery. A re-evaluation of three methods. J Thorac Cardiovasc Surg 74:4–10

127. Karlson P (1966) Glykolyse und alkoholische Gärung. In: Karlson P (Hrsg) Kurzes Lehrbuch der Biochemie für Mediziner und Naturwissenschaftler, 5. Aufl. Thieme, Stuttgart, S 240–245

128. Keeling MM, Gray LA, Brink MA, Hillerich VK, Bland KI (1983) Intraoperative autotransfusion. Experience in 725 consecutive cases. Ann Surg 197:536–541

129. Keith I (1977) Anaesthesia and blood loss in total hip replacement. Anaesthesia 32:444–450

130. Kelly PB (1975) Intraoperative autotransfusion of centrifuged oxygenator perfusate using a disposable blood centrifuge. In: The Haemonetics Research Institute (HRI) Meeting, Boston, Sept. 3, 1975

131. Kent PM (1975) Methods of autotransfusion. AORN J 22:914–919

132. Kern E, Klaue P, Homann B (1977) Die intraoperative maschinelle Autotransfusion bei Massivblutungen. Dtsch Med Wochenschr 102:188–192

133. Kessler M, Lübbers DW (1966) Aufbau und Anwendungsmöglichkeiten verschiedener $PO_2$-Elektroden. Pflügers Arch 291:82

134. Kettler D, Hellberg K, Klaess G, Kontokollias JS, Loos W, de Vivie R (1976) Hämodynamik, Sauerstoffbedarf und Sauerstoffversorgung des Herzens unter isovolämischer Hämodilution. Anaesthesist 25:131–136

135. Kieninger G (1981) Blutersatz durch intraoperative Autotransfusion. Dtsch Med Wochenschr 106: 121–123

136. Kieninger G, Junger H, Neugebauer W, Schmidt K (1976) Die intraoperative Autotransfusion. Prakt Anasth 11:203–214

137. Kieninger G, Junger H, Schmidt K (1979) Intraoperative autotransfusion. Review of its use in ill surgical and gynecologic patients. Curr Top Crit Care Med 2:108–115

138. Kingsley JR, Valeri CR, Peters H, Cole BC, Fouty WF, Herman CM (1973) Citrate anticoagulation and on-line cell washing in intraoperative autotransfusion in the baboon. Surg Forum 24:258–260

139. Klaue P (1979) Erfahrungen mit der intraoperativen Autotransfusion. Med Welt 30:1768–1772

140. Klaue P (1979) Die maschinelle Autotransfusion. Chirurg 50:417–422

141. Klebanoff G (1970) Early clinical experience with a disposable unit for the intraoperative salvage and reinfusion of blood loss (intraoperative autotransfusion). Am J Surg 120:718–722

142. Klebanoff G (1978) Intraoperative autotransfusion with the Bentley-ATS-100. Surgery 84:708–712

143. Klebanoff G, Watkins D (1968) A disposable autotransfusion unit. Am J Surg 116:475–476

144. Klebanoff G, Phillips MJ, Evans W (1970) Use of a disposable autotransfusion unit under varying conditions of contamination. Am J Surg 120:351–354

145. Klebanoff G, Dorang LA, Kemmerer WT, Osteen RT (1972) Repair of suprahepatic caval laceration employing autotransfusion: An experimental model to demonstrate the effectiveness of intraoperative blood salvage under conditions of massive hemorrhage. J Trauma 12:422–424

146. Klose R, Czaika A, Müller A (1981) Mikroaggregate in buffy-coatfreien Erythrozytenkonzentraten. Anaesthesist 30:415–420

147. Klövekorn WP, Messmer K (1976) Warum entspricht der berechnete „in vitro"-Effekt der präoperativen Hämodilution nicht den klinischen Tatsachen? Anaesthesist 25:193–194

148. Klövekorn WP, Messmer K (1977) Erwiderung zur Arbeit „der Nutzeffekt der präoperativen Hämodilution aus klinischer und theoretischer Sicht". Anaesthesist 26:32

149. Kluge E (1980) Hämodilution aus klinischer Sicht. Anästh Intensivther Notfallmed 15:207–212

150. Koch L von, Defore WW, Mattox KL (1977) A practical method of autotransfusion in the emergency center. Am J Surg 133:770–772

151. Kretschmer V (1980) Gezielte Hämotherapie. Anästh Intensivther Notfallmed 15:189–200

152. Krijnen HW, Kuivenhoven ACJ, De Wit JJFM (1970) The preservation of blood cells in the frozen state. In: Spielmann W, Seidl S (eds) Modern problems of blood preservation. Fischer, Stuttgart, S 176

153. Kruskall M (1981) Legal and administrative aspects of autotransfusion. In: 2nd International Autotransfusion Symposium, Cambridge, Mass. (USA), June 8–9, 1981

154. Lehner JT, van Peteghem PK, Leatherman KD, Brink MA (1981) Experience with an intraoperative autogenous blood recovery system in scoliosis and spinal surgery. Spine 6:131–133

155. Lichtiger B, Duduis JF, Seski J (1982) Hemotherapy during surgery for Jehovah's witnesses: A new method. Anesth Analg 61:618–619

156. Lockhart C, Mattox KL, Philley C (1979) A review of autotransfusion. J Emerg Nurs 5:38–42

157. Lonser RE, Taber B (1980) Autologous transfusion in a community hospital. In: Proceedings of the Haemonetics Research Institute (HRI), Boston, Mass (USA)

158. Lubin J, Greenberg JJ, Yahr W, Haynes JL, Paul E (1974) The use of autologous blood in open-heart surgery. Transfusion 14:602–607

159. Luboldt W, Fiedler H, Reidemeister JC, Schotte JF (1978) Autologe Transfusionen von Tiefkühlblut bei Herzoperationen. Dtsch Med Wochenschr 103:1413–1414

160. Lundsgaard-Hansen P (1979) Hemodilution – new clothes for an anemic emperor. Vox Sang 36: 321–336

161. Lundsgaard-Hansen P (1980) Symposium on microfiltration of blood and pulmonary function. Vox Sang 39:46–59

162. Lundy JS, Tovell RM, Tuohy EB (1936) Annual report for 1935 of the section on anesthesia: Including data on blood transfusion. Proc Staff Meet Mayo Clin 11:421–432

163. MacDonald R (1977) Red cell 2,3-diphosphoglycerate and oxygen affinity. Anaesthesia 32:544–553

164. Maleki H, Bordbar A, Fateh N (1975) Twenty-two cases of autotransfusion. Anaesthesia 30:227–229

165. Mandel RJ, Brown MD, McCollough NC, Pallares V, Varlotta R (1981) Hypotensive anesthesia and autotransfusion. Clin Orthop 154:27–33

166. Marmor L, Berkus D, Robertson JD, Wilson J, Meeske KA (1977) Banked autologous blood in total hip replacement. Surg Gynecol Obstet 145:63–74

167. Mati JKG, Dunlop W, Wanguru S (1973) The survival of erythrocytes in autotransfused blood. J Obstet Gynecol 80:932–933

168. Mattox KL (1978) Comparison of techniques of autotransfusion. Surgery 84:700–702

169. Mattox KL (1981) Autotransfusion devices – circa 1980. In: Hauer JM, Thurer RL, Dawson RB (eds) Autotransfusion. Proceedings of the 1st International Autotransfusion Symposium. Elsevier/ North Holland, New York Amsterdam Oxford, pp 11–17

170. Mattox KL (1981) Autotransfusion – comparison of techniques. In: 2nd International Autotransfusion Symposium, Cambridge, June 8–9, 1981

171. Mattox KL, Walker LE, Beall AC, Jordan GL (1975) Blood availability for the trauma patient – autotransfusion. J Trauma 15:663–669

172. Mattox KL (1978) Comparison of techniques of autotransfusion. Surgery 84:700–702

173. Mayr WR (1977) Transfusionsprobleme in bezug auf das HL-A-System. Infusionstherapie 4:99–100

174. McKenzie FN, Heimbecker RO, Wall W, Robert A, Black L, Barr R (1978) Intraoperative autotransfusion in elective and emergency vascular surgery. Surgery 83:470–475

175. McKittrick JE (1974) Banked autologous blood in elective surgery. Am J Surg 128:137–141

176. Messick KD, Gibbons GA, Fosburg RG, Nolan PC (1978) Intraoperative use of the Haemonetics Cell Saver®. In: Proceedings of the Blood Conservation Institute (BCI), Natick, Mass (USA)

177. Messmer K (1976) Zusammenfassung des Round-Table-Gespräches über präoperative Hämodilution. Anaesthesist 25:185–188

178. Messmer K (1981) Compensatory mechanisms for acute dilutional anemia. In: Schmid-Schönbein H (Hrsg) Hemodilution and flow improvement. Proceedings of the 3rd International Symposium, Pontresina, Dec 1980. Bibl Haematologica 47:287–296

179. Messmer K, Görnandt L, Sinagowitz E, Sunder-Plassmann L, Jesch F, Kessler M (1973) Local oxygen tension in tissue of different organs during limited normovolemic hemodilution. Bibl Anat 12:327–332

180. Messmer K, Sunder-Plassmann L, Jesch F, Görnandt L, Sinabowitz E, Kessler M (1973) Oxygen supply to the tissues during limited normovolemic hemodilution. Res Exp Med (Berl) 159:152–166

181. Miller DJ (1979) Post-transfusion hepatitis: A continuing problem. Conn Med 43:212–214

182.  Miller LD, Oski FA, Diaco JF, Sugerman HJ, Gottlieb AJ, Davidson D, Delivoria-Papadopoulos M (1970) The affinity of hemoglobin for oxygen: Its control and in vivo significance. Surgery 68: 187–195

183.  Miller RD (1973) Complications of massive blood transfusions. Anesthesiology 39:82–93

184.  Miller RD, Bove JR (1983) Aquired immunodeficiency syndrome (AIDS) and blood products. Anesthesiology 58:493–494

185.  Milner LV, Butcher K (1978) Transfusion reactions reported after transfusions of red blood cells and of whole blood. Transfusion 18:493–495

186.  Mitsund T, Tabuchi Y, Ohynagi H, Sugiyama T (1982) Intake and retention of perfluorochemical substance of fluosol-DA in RES in human. In: Frey R, Beisbarth H, Stossek K (eds) Oxygen carrying colloidal blood substitutes. Zuckschwerdt, München, pp 220–224

187.  Moller K, Steady HM, Korten KW, Turner RH (1982) Blood conservation in revision arthroplasty. In: Turner RH, Scheller AD (eds) Revision total hip arthroplasty. Grune & Stratton, New York London Paris, pp 343–357

188.  Moore EE, Dunn EL, Bess R, Clark D (1981) Amelioration of the pulmonary effects of massive autotransfusion with corticosteroids in the dog. Surg Gynecol Obstet 152:649–652

189.  Moore HC, Turner GR, Muirhead H, Clanton S, Sipes BJ (1956) $^{51}$Cr survival studies of red cells harvested by a modified intraoperative autotransfusion technique. In: The Haemonetics Research Institute (HRI) Advanced Component Seminar, Newton, Mass (USA), April 12–14, 1976

190.  Moran JM, Babka R, Silbermann S, Pifarre R, Sullivan HJ (1979) Role of the Haemonetics Cell Saver following cardiopulmonary bypass. In: Proceedings of the Haemonetics Research Institute (HRI) Advanced Component Seminar, 1977

191.  Moran JM, Babka R, Silbermann S, Rice PL, Pifarre R, Sullivan HJ, Montoya A (1978) Immediate centrifugation of oxygenator contents after cardiopulmonary bypass. J Thorac Cardiovasc Surg 76: 510–517

192.  Mueller-Eckhardt C (1980) Gefahren bei der Transfusionstherapie. Anästh Intensivther Notfallmed 15:179–188

193.  Müller R, Willers H, Knocke KW, Sipos S, Höpken W (1979) Epidemiologie und Prognose der Hepatitis non A, non B. Dtsch Med Wochenschr 104:1471–1474

194.  Müller-Plathe O (1978) Ein Routineverfahren zur Untersuchung der Sauerstoffaffinität des Hämoglobins. J Clin Chem Clin Biochem 16:451–458

195.  Müller-Plathe O (1979) A nomogram for the calculation of $P_{50}$ from a single equilibration. Crit Care Med 7:399–400

196.  Müller-Plathe O (1982) Säure-Basen-Haushalt und Blutgase. In: Breuer H, Büttner H, Stamm D (Hrsg) Klinische Chemie in Einzeldarstellungen, 2. Aufl, Bd 1. Thieme, Stuttgart New York, S 103–146, 208–220

197.  Müller-Plathe O, Müller-Plathe FF (1979) Ein Verfahren zur Bestimmung des Halbsättigungsdrucks des Hämoglobins. Ärztl Lab 25:280–284

198.  Mummaneni M, Istanbouli M, El-Etr AA (1981) Heparin requirements and autotransfusion during open heart surgery. Anesthesiology 55:A28

199.  Myhre BA (1980) Fatalities from blood transfusion. JAMA 224:1333–1335

200.  Newman MM, Hamstra R, Block M (1971) Use of banked autologous blood in elective surgery. JAMA 218:861–863

201.  Nishimura N, Sugi T (1983) Blood substitutes in emergencies. In: 3rd World Congress on Emergency and Disaster Medicine, Rome, May 24–27, 1983

202.  Noon GP (1978) Intraoperative autotransfusion. Surgery 84:719–721

203.  Noon GP, Solis RT, Natelson EA (1976) A simple method of intraoperative autotransfusion. Surg Gynecol Obstet 143:65–70

204.  Orr M (1978) Autotransfusion: The use of washed red cells as an adjunct to component therapy. Surgery 84:728–730

205.  Orr MD (1981) The role of anesthesiologist in autotransfusion. In: Hauer JM, Thurer RL, Dawson RB (eds) Autotransfusion. Proceedings of the 1st International Autotransfusion Symposium. Elsevier/North Holland, New York Amsterdam Oxford, pp 127–132

206.  Orr M (1981) Perioperative hemodilution. In: 2nd International Autotransfusion Symposium, Cambridge, June 8–9, 1981

207. Orr MD, Gilcher RO (1976) Autotransfusion. Perioperative blood salvage, in nonheparinized patients. Crit Care Med 4:103

208. Orr MD, Blenko JW (1978) Autotransfusion of concentrated, selected washed red cells from the surgical field: A biochemical and physiological comparison with homologous cell transfusion. In: Proceedings of the Blood Conservation Institute (BCI), Natick, 1978

209. Ottesen S, Froysaker T (1982) Use of Haemonetics Cell Saver for autotransfusion in cardiovascular surgery. Scand J Thorac Cardiovasc Surg 16:263–268

210. Papaevangelou GJ (1980) Posttransfusion hepatitis: European perspectives and prophylaxis. Bibl Haematologica 46:15–22

211. Paravicini D, Stinnesbeck B (1981) Erste Erfahrungen mit dem Autotransfusionssystem „Haemonetics Cell Saver". In: 17. Zentraleuropäischer Anästhesie-Kongreß (ZAK), Berlin, 15.–19. 9. 1981

212. Paravicini D, Frisch R, Stinnesbeck B, Lawin P (1983) Intraoperative Autotransfusion bei großen orthopädischen Operationen. Z Orthop 121:278–282

213. Parlett RC, Naidu R (1979) Serial serum protein determinations in scoliotic children treated by spine fusion and autotransfusion. J Bone Joint Surg [Am] 61:105–111

214. Peter K, van Ackern K, Berend D et al (1975) Acute preoperative hemodilution in patients. Bibl Haematologica 41:260–269

215. Pietro DI JS (1979) 2,3-diphosphoglycerate: Forgotten entity in the process of oxygenation. CVP 7:59–79

216. Qvist TV, Skovsted P, Sorensen MB (1982) Moderate hypotensive anaesthesia for reduction of blood loss during total hip replacement. Acta Anaesth Scand 26:351–353

217. Raines J, Buth J, Brewster DC, Darling RC (1976) Intraoperative autotransfusion: Equipment, protocols and guidelines. J Trauma 16:616–623

218. Rakower SR, Worth MH (1973) Autotransfusion: Perspective and critical problems. J Trauma 13:573–574

219. Rakower SR, Worth MH, Berman I, Lackner H (1974) Hemostatic and homeostatic changes following massive autotransfusion in the dog. J Trauma 14:594–604

220. Ramirez AT, Garcia EM, Palacios M (1971) Experience with preoperative phlebotomy in a developing country. Am J Surg 122:101–103

221. Reimer L, Pfefferkorn G (1977) Raster-Elektronenmikroskopie. Springer, Berlin Heidelberg New York, S 237ff

222. Reinhart K, van Lessen H, Eyrich K, Piepenbrock S (1982) Changes of oxygen affinity of haemoglobin by intraoperative autotransfusion. In: 6th European Congress of Anaesthesiology, London, Sept 8–15, 1982

223. Reinhart K, van Lessen H, Eyrich K, Kersting T (1982) Erniedrigung der Sauerstoffaffinität des Hämoglobins von Patienten- und Konservenblut durch den Wiederaufbereitungsvorgang mit dem „Cell Saver". Anaesthesist 31:510–511

224. Rosberg B (1979) Regional lung function and central hemodynamics following normovolemic hemodilution in the dog. Acta Anaesth Scand 23:137–142

225. Rosberg B, Wulff K (1979) Regional lung function following hip arthroplasty and preoperative normovolemic hemodilution. Acta Anaesth Scand 23:242–247

226. Ruckdeschel G (1981) Zur Bakteriologie der Kombination von Neomycin und Bacitracin. In: CLA 81, Colloquium Lokalantibiotikum. Schnetztor, Konstanz, S 18–24

227. Rumisek JD (1981) Autotransfusion of contaminated blood. In: 2nd International Autotransfusion Symposium, Cambridge, Mass (USA), June 8–9, 1981

228. Rumisek JD (1982) Autotransfusion of shed blood: An untapped battlefield resource. Milit Med 147:193–196

229. Rumisek JD, Weddle RL (1981) Autotransfusion in penetrating abdominal trauma. In: Hauer JM, Thurer RL, Dawson RB (eds) Autotransfusion. Proceedings of the 1st International Autotransfusion Symposium. Elsevier/North Holland, New York Amsterdam Oxford, pp 105–113

230. Runck AH, Valeri CR (1972) Continuous-flow centrifugation washing of red blood cells. Transfusion 12:237–244

231. Saev SK, Millev M (1982) Blood re-infusion equipment. In: 6th European Congress of Anaesthesiology, London, Sept 8–15, 1982

232. Saggau W, Hatipoglu Ö, Ros E, Storch HH, Schmitz W (1980) Intraoperative Anwendung des Haemonetics Cell Saver in der offenen Herzchirurgie. Wiss Inf Fresenius 10:395–407

233. Schaff HV, Hauer JM, Brawley RK (1978) Autotransfusion in cardiac surgical patients after operation. Surgery 84:713–718

234. Schaff HV, Hauer J, Gardner TJ, Donahoo JS, Watkins L, Gott VL, Brawley RK (1979) Routine use of autotransfusion following cardiac surgery: Experience in 700 patients. Ann Thorac Surg 27:493–499

235. Schricker KT, Neidhardt B, von der Emde J (1981) Die autologe Bluttransfusion tiefkühlkonservierten Bluts in der Herzchirurgie. Dtsch Med Wochenschr 106:1333–1337

236. Schultheis W, Stangel W, Deicher H (1979) Transfusionsreaktionen. Pathogenese, Diagnostik und Therapie. Dtsch Med Wochenschr 102:92–98

237. Seidl S (1977) Herstellung und Transfusion von tiefgekühlten Blutkonserven. Infusionstherapie 4:88–91

238. Seidl S (1977) Vollblutkonserven oder Erythrozytenkonzentrat? Dtsch Med Wochenschr 102:669–670

239. Seidl S, van der Heyden V, Knoch H, Sonneborn R (1970) Untersuchungen zur Tiefkühlkonservierung von Blut. I. Die Verwendung niedriger Glyzerin-Konzentrationen bei Temperaturen von −196 °C. Blut 20:148

240. Shanks CA, Avram MJ, Ronai AK, Bowsher DJ, Buss SL (1984) Loss of tubocurarine with the washing of salvaged autologous blood. Anesthesiology 61:A316

241. Shappel SD, Lenfant CJM (1972) Adaptive, genetic and iatrogenic alterations of the oxyhemoglobin-dissociation curve. Anesthesiology 37:127–139

242. Silver H (1975) Banked and fresh autologous blood in cardiopulmonary bypass surgery. Transfusion 15:600–603

243. Silver H (1976) Autologous transfusion. JAMA 235:1611–1612

244. Silvergleid AJ (1981) Reviving an old technique: Autologous transfusion. Diagn Med 4:29–47

245. Simon C, Stille W (1982) Antibiotika-Therapie in Klinik und Praxis, 5. Aufl. Schattauer, Stuttgart New York, S 120–121, 159–160, 361–365

246. Sold MJ (1982) Is there an optimal $P_{50}$ of haemoglobin? Considerations about the significance of a left- or right-shift of the oxyhaemoglobin dissociation curve. Anaesthesia 37:640–645

247. Steady H, Moller K (1981) Methods of decreasing blood loss in major orthopaedic surgery. 2nd International Autotransfusion Symposium, Cambridge, Mass (USA), June 8–9, 1981

248. Stehling LC, Zauder HL, Rogers W (1975) Intraoperative autotransfusion. Anesthesiology 43:337–345

249. Stillmann RM, Wrezlewicz WW, Stanczewski B, Chapa L, Fox MJ, Saeyer PN (1976) The haematological hazards of autotransfusion. Br J Surg 63:651–654

250. Struck HJ (1973) Experimentelle Medizin. Thieme, Stuttgart, S 89

251. Sugerman HJ, Davidson DT, Vibul S, Delivoria-Papadopoulos M, Miller LD, Oski FA (1970) The basis of defective oxygen delivery from stored blood. Surg Gynecol Obstet 131:733–741

252. Sunder-Plassmann L, Kessler M, Jesch F, Dieterle R, Messmer K (1975) Acute normolvolemic hemodilution. Changes in tissue oxygen supply and hemoglobin-oxygen affinity. Bibl Haematologica 41:44–53

253. Sunder-Plassmann L, Klövekorn WP, Messmer K (1976) Präoperative Hämodilution: Grundlagen, Adaptationsmechanismen und Grenzen klinischer Anwendung. Anaesthesist 25:124–130

254. Symbas P (1972) Autotransfusion from hemothorax: Experimental and clinical studies. J Trauma 12:689–695

255. Symbas P (1978) Extraoperative autotransfusion from hemothorax. Surgery 84:722–727

256. Symbas PN (1981) Autotransfusion in thoracic trauma. In: Hauer JM, Thurer RL, Dawson RB (eds) Autotransfusion. Proceedings of the 1st International Autotransfusion Symposium. Elsevier/North Holland, New York Amsterdam Oxford, pp 83–92

257. Theiss D, Schillinger B, Lanz E, Schütt K-H (1980) Voruntersuchungen zur Autotransfusion mit dem Haemonetics Cell Saver bei Knochenoperationen. Wiss Inf Fresenius 10:409–414

258. Thies J (1914) Zur Behandlung der Extrauteringravidität. Zentralbl Gynäkol 38:1191–1193

259. Thurer RL (1981) Blood conservation in cardiac surgery: The role of intraoperative autotransfusion. In: Hauer JM, Thurer RL, Dawson RB (eds) Autotransfusion. Proceedings of the 1st International Autotransfusion Symposium. Elsevier/North Holland, New York Amsterdam Oxford, pp 63–70

260. Thurer RL (1981) Blood conservation overview. In: 2nd International Autotransfusion Symposium, Cambridge, Mass (USA), June 8–9, 1981
261. Thurer RL, Lytle BW, Cosgrove DM, Loop FD (1979) Autotransfusion following cardiac operations: A randomized, prospective study. Ann Thorac Surg 27:500–507
262. Tucker WY, Cohn LH (1976) Intra-operative use of the Haemonetics Cell Saver in open-heart surgery. In: Proceedings of the Haemonetics Research Institute (HRI), Advanced Component Seminar 1976
263. Turina M, Laszczower M (1982) A new, simple method for intraoperative reinfusion. Ann Thorac Surg 34:313–317
264. Turner E, Nebel H, Stephan-Onasanya H, Hilfiker O (1984) Die intraoperative maschinelle Autotransfusion: Untersuchung des abgesaugten Blutes vor Retransfusion. Anaesthesist 33:504–506
265. Turner RH, Steady HM (1981) Cell washing in orthopedic surgery. In: Hauer JM, Thurer RL, Dawson RB (eds) Autotransfusion. Proceedings of the 1st International Autotransfusion Symposium. Elsevier/North Holland, New York Amsterdam Oxford, pp 43–50
266. Turner RH, Flynn JC, Korten K, Moller K, McKenzie J, Scheller AD, Steady H (1981) Methods of decreasing blood loss in major orthopedic surgery. In: 48. Annual Meeting of the American Association of Orthopaedic Surgery, Las Vegas, March 2, 1981
267. Umlas J, O'Neill TP (1981) Heparin removal in an autotransfusion device. Transfusion 21:70–73
268. Urbanyi B, Spillner G, Buzello W, Schlosser V (1979) Die Bedeutung der Eigenbluttransfusion mit normovolämischer Hämodilution in der Gefäßchirurgie. Dtsch Med Wochenschr 104:765–768
269. Valeri CR, Hirsch NM (1969) Restoration in vivo of erythrocyte adenosine triphosphate, 2,3-diphosphoglycerate, potassium ion, and sodium ion concentrations following the transfusion of acid-citrate-dextrose-stored human red blood cells. J Lab Clin Med 73:722–733
270. Veen le HH (1981) Normovelic hemodilution and autotransfusion in surgery. In: Hauer JM, Thurer RL, Dawson RB (eds) Autotransfusion. Proceedings of the 1st International Autotransfusion Symposium. Elsevier/North Holland, New York Amsterdam Oxford, pp 71–82
271. Venuto De F (1982) Hemoglobin solutions as oxygen-delivering resuscitation fluids. Crit Care Med 10:238–245
272. Vertrees RA, Auvil J, Rohrer C, Rousou JH, Engelman RM (1980) Intra-operative blood conservation during cardiac surgery. J Extracorp Tech 12:60–62
273. Vinazzer H (1977) Autotransfusion. Anaesthesist 26:591–592
274. Viviani GR, Sadler JTS, Ingham GK (1978) Autotransfusions in scoliosis surgery. Clin Orthop 135:74–78
275. Waldschmidt R, Mueller-Eckhardt C (1979) Die „problematische" Bluttransfusion. Dtsch Med Wochenschr 102:686–688
276. Walter AM, Heilmeyer L (1975) In: Otten H, Plempel M, Siegenthaler W (Hrsg) Antibiotika-Fibel, 4. Aufl. Thieme, Stuttgart, S 421–430, 542–545
277. Warnock DF, Davison JK, Brewster DC, Darling RC, Abbott WM (1982) Modofication of the Haemonetics Cell Saver for optional high flow rate autotransfusion. Am J Surg 143:765–768
278. Weise W, Kierski W-S (1978) Risiken von Bluttransfusionen. Dtsch Med Wochenschr 103:1681–1682
279. Weisel RD, Dennis RC, Manny J, Mannick JA, Valeri CR, Hechtman HB (1978) Adverse effects of transfusion therapy during abdominal aortic aneurysmectomy. Surgery 83:682–690
280. Weissauer W (1978) Bluttransfusion und Einwilligung des Patienten. Dtsch Med Wochenschr 103:1770–1773
281. Werk R, Bommer W (1978) Toxoplasmose durch Blutübertragung? Dtsch Med Wochenschr 103:1598–1602
282. Wilson JD, Taswell HF (1968) Autotransfusion: Historical review and preliminary report on a new method. Mayo Clin Proc 43:26–35
283. Wilson JD, Taswell HF, Utz DC (1971) Autotransfusion: Urologic applications and the development of a modified irrigating fluid. J Urol 105:873–877
284. Winton TL, Charrette EJP, Salerno TA (1982) The cell saver during cardiac surgery: Does it save? Ann Thorac Surg 33:379–381
285. Wissenschaftlicher Beirat der Bundesärztekammer (1979) Richtlinien zur Blutgruppenbestimmung und Bluttransfusion. Dtsch Ärztebl 76:277–293

286. Yaw PB, Sentany M, Link WJ, Wahle WM, Glover JL (1975) Tumor cells carried through auto-transfusion. Contraindication to intraoperative blood recovery? JAMA 231:490–491
287. Yin ET, Wessler S, Butler JV (1973) Plasma heparin: A unique, practical submicrogram-sensitive assay. J Lab Clin Med 81:298–311
288. Zuck TF, Bergin JJ (1972) Adequacy of oral iron to support erythropoiesis during intensive phlebotomy for autologous transfusion (abstract). In: XIII. International Transfusion Congress, Washington, p 53

# 10 Sachverzeichnis